海灵格智慧精华系列

BERT
HELLINGER

遇见真理

[德] 伯特·海灵格 著   郁真 译

中国出版集团有限公司

世界图书出版公司
北京 广州 上海 西安

图书在版编目（CIP）数据

遇见真理 /（德）伯特·海灵格著；郁真译. —北京：世界图书出版有限公司
北京分公司，2023.6
ISBN 978-7-5232-0348-4

Ⅰ.①遇… Ⅱ.①伯… ②郁… Ⅲ.①家庭—精神疗法—通俗读物 Ⅳ.①R749.055-
49

中国国家版本馆CIP数据核字（2023）第064866号

书　　名	遇见真理 YUJIAN ZHENLI
著　　者	［德］伯特·海灵格（Bert Hellinger）
译　　者	郁　真
策划编辑	吴嘉琦
封面设计	蚂蚁字坊
出版发行	世界图书出版有限公司北京分公司
地　　址	北京市东城区朝内大街137号
邮　　编	100010
电　　话	010-64038355（发行）　64037380（客服）　64033507（总编室）
网　　址	http://www.wpcbj.com.cn
邮　　箱	wpcbjst@vip.163.com
销　　售	新华书店
印　　刷	三河市国英印务有限公司
开　　本	787mm×1092mm　1/16
印　　张	12.75
字　　数	110千字
版　　次	2023年6月第1版
印　　次	2023年6月第1次印刷
版权登记	01-2023-1769
国际书号	ISBN 978-7-5232-0348-4
定　　价	69.80元

目录

真理的移动

尾声

引言

　　通过生活中的经验以及我们对于这些经验的思考，生命中许多重要的洞见来到了我们面前。但是，有时候我们的思考会超越这些经验，尤其是在那些我们借此衍生出一些概括性论点的地方。那么此时，我们必须要回归经验，依据实际经验来修正思考所归纳出来的结果。实用的洞见与哲理从未有定论，它一直在变化之中，正如在道中的真理，并且真理总是处在当下，源于当下的洞见。

　　因此，本书中所采取与阐述的洞见之路，是实用哲学，并具有双重意义。首先，这洞见将带来行动，并服务于行动。然后，行动也能带出洞见，深化洞见并加以调整，使其更深更远。洞见与行动时时刻刻联系在一起，并且，它们在深处是一体的。它们是相同的，只是我们观察的角度有所不同罢了。它们持续关注着哪种行动能够服务于我们的关系，也关注着哪种行动会扩展和深化我们的关系，还关注着哪种行动可以终止我们的关系。在此书中，我将不会谈论太多个人所要进行的步骤。我在许多其他的著作中，已经对这些做了详述。

迄今，我的工作被认为主要与家族系统排列以及心理治疗有关。然而当初引领我进入这些活动的洞见，首先是哲学上的洞见，以及我在哲学途径上所获的洞见。其中有我对于良知的角色与其功能的洞见。这有别于心理治疗、宗教，以及各种世界性运动中所谈的良知，这对于实际行动、评估和判断具有深远的影响。我意识到，良知高于一切，而且服务于个体本能的功能，即确保自己在所属群体中的归属感。我将这些洞见以各种方式应用于心理治疗领域，加以检验并进一步深入。

同时，这些洞见的应用已被证实是有帮助的，甚至超越了心理治疗。换句话说，我们处理的是关系上的议题，字面意义上是指在比如家庭中、教育中、社会福利机构中、商业和社区工作中。

因此，这本书是关于这些洞见的系列丛书之一。

基本上，我把它当成一本哲学书籍。然而，我并不想要进入那些留存在抽象领域中过时的哲学定义和程序。我谈论的是在持续互动的关系与经验中所触发的生活哲学，并希望通过经验而获得更深的洞见。这种活生生的哲学是为生命服务的，并且以能否服务生命为标准。

我很高兴地欢迎您加入我的洞见之路。尽管如此，我们每个人仍须独自前行，因为本质上的洞见，都是个人的洞见。我们可以分享和交流，但有一部分影响和效果只有每个人自己能领悟得到。即使是那些带着一点儿好奇的读者也可能会喜欢这条道路，然后也许会勇于踏出决定性的步伐；毕竟，我们正处在探索和开拓的领域中。

从行动中获得洞见

哲学

实用取向

哲学原本的功能是，通过谨慎而无偏见的观察，来揭开世界与生命的奥秘，以及人际交往的神秘面纱。我们的想法是，若能将这些事情看得够清楚，那么每个人就可以更容易地在这世界上找到自己的路，这时也就能掌握隐藏的阴阳、正反的运行模式与规律。这或许可以预测潮流的趋势与变化，让人们能有意识地在正确的时刻做出适当的反应。

这种哲学是指向行动的。它应该激发行动，并且伴随行动与实相协同一致。同时，哲学所抵达的理解和洞见，通过它们对于实相的影响效果一直被检验着，因此，它们不是被证实就是被驳斥。这种哲学始终是实用性的哲学，并非那种突发奇想，然后试图要整个世界去迎合它。

科学

从这个意义上来讲，哲学从一开始就是科学的，而且在许多方面，哲学对于科学的发展也是至关重要的。这种哲学相信无偏见的观察，且不被流行的观念或大众的信仰所影响。事实上，哲学常常质疑那些轻易就被接受的信念，这导致许多哲学家因此背负了危害社会的罪名而受到审判，就如同苏格拉底一样。

宗教信仰特别容易受到哲学的审视，而且经常被发现有不合理之处。而哲学确实具有教育和启蒙的作用。这样的观察揭露了那些与理性矛盾的地方，以及那些能经得起考验的共同经验。

家族系统排列也基于精确的观察。这些观察同样引发了对于许多大众观念和信仰的质疑，譬如这样的想法：我们能够决定并掌握自己的生活，并且一切可以按照我们的愿望来实现。而通过观察和体验，家族系统排列带出了其他的洞见。正如其他的哲学，这些洞见必须通过有效性的检测，然后被肯定或是被质疑。

启蒙教育

教育的深层意义，在于能带领人们脱离僵化的陈旧观念，这些观念一旦被揭穿，有可能就会脆弱不堪，因为它们不合理。家族系统排列能指引我们走出黑暗，而这往往会引发抨击。从批评者反对意见的性质可以看出，我们所做的是真正的启蒙。这些反对意见并非出于精确的观察，只是批评者根据自己的特定想法而投射和塑造出来的实相。实相应同步于实际经验，而不是被当成我们思想和行动的基本教义来接受。

在许多宗教信仰中，我们也可以看到这种类型的投射。只有那些我们自己并不真正了解也不能验证的东西，才需要别人的说服。

也有些哲学上的信念类似宗教信仰。其追随者试图去说服他人的狂热程度，通常与他们投射的强度有关。即使是在科学的狂热追随者中，我们也会遇到一样的情况。

进步

哲学和科学的洞见有个共通点，那就是只在一定范围内有效。

当超越这些范围并被视为宇宙真理时，它们就会变成信念——似乎一个哲学或科学的洞见就到此为止了。宣传这是宇宙真理，同时就关闭了更进一步发展洞见的可能性，这意味着此洞见必须是最终的答案。而去批判一个洞见未经科学验证——尽管这个洞见已通过许多具体成效而被证实——也是源于这样的观点，即洞见必须是可被归纳并得出结论的。但这并不符合实际情况。正如只要有生命就不会停止活动，洞见也不会静止不变，因为生活不会停滞不前，行动与洞见也会不断地互相敦促彼此。

这门哲学所阐述的是什么呢？

1. 它是一门经验科学，意味着洞见来自经验，并且在经验中被检验。但和经验本身一样，洞见仍未完结而处于流变的状态。这是一门活生生的科学，仍在持续演变中。

2. 这门哲学需依照经验所产生的洞见来行动，且依赖与之相应的行动才能被证实。若未被实际应用，则无法产生洞见。若非通过个人的经验，还有什么能检验一个洞见的可靠性呢？

3. 这门哲学需要交流。单靠自己没有办法整合所有来自洞见的经验。它是团体工作，不但要求共同观察、反馈，而且要求一起行动。此门哲学是通过交流分享得来的、大家共同努力的结果。

局限性

这门哲学的局限性在何处呢？在于我们想知道的比生命实质需要的更多，例如：被感官欺骗的经验。研究证明色彩是经由感官刺激和我们的神经系统交互作用所产生的。换句话说，我们所看到的颜色可能并不存在于我们的感知之外。现在有些人得出这样的结论：我们的洞见是虚幻的，所以不能反映现实，我们甚至可能以此洞见自行创造实相。然而，这存有一种假设，就是我们知道的不仅仅是生命所需要的，还有一些是超出生命所需的。但我们为何应当知道比生存所需的更多呢？是不是有另一种说法："无论我们的感知模式如何运作，它确实使生活美丽、充实并且令人惊叹"？能有比这更好的洞见吗？对形成洞见的方法进行批判会给我们的生命体验增添些什么？或者，这种批判性的观点其实是不是想要脱离经验，暗中否认我们的局限性，生活在人世间却拒绝生命呢？超出这些界限到另一边，会有更好或更美丽的东西吗？

有些人对世界应该是什么样子有自己的想法。他们想要创造出另一个世界蓝图，然后根据他们设计好的蓝图来改造这个世界和人类。全世界和人们都应该要去配合这个设计，如有必要可以诉诸武力，而不去使用我们在这个世界已经被赠予的，以及那些发展的，或与之和谐共存的洞见。

　　与其设计这样的乌托邦，不如来揭开这些设计的真相，哲学的任务不正是如此吗？如此，这种哲学将会照亮整个哲学领域并服务于理性，而这种理性的标准是其能联结上本然的实相。

观点

　　家族系统排列一开始是作为一种实证探索方法，用来探索各种体验的。在团体中选出一位成员来代表某人（案主）的家庭成员，并将其置于团体圈内的一个位置。我们发现这些代表们在不认识其所代表的人之情况下，会突然有和他所代表的人一样的感受。而且，甚至连对此排列一无所知的现实生活中真正的家庭成员，也会被排列所呈现的动力影响。这类事件在全球数千个工作坊中发生过数千次。通过家族系统排列，我们得以进入一个借由排列才能展开的潜在的人性维度，故无法按照众所周知的一般哲学那样去掌握和处理。

　　家族系统排列所采用的是另一种哲学方法，同时促进并引出了一种经世致用的哲学。

灵魂

家族系统排列显示出，我们绕着"我"或"自己"所设置的界限太狭窄了。事实上，其宽广程度远远超出过去哲学中的假设。依据家族系统排列的经验，很多哲学假设和结论都被证明是不充分的，甚至是错误的，包括许多常被提及的，譬如关于我们的自由的，或者关于个人责任和人类的自主性以及他们的想法、假设、结论和需求的，等等。

共同的灵魂

家族系统排列显示出我们所属的家族有个共同的"我"，一个共同的自我意识和共同的灵魂。在家族系统排列中，我们可以体验到自己对"我"的感受、个人的自我和个人的心灵都是由某种更大更广博的力量以某种方式主导着——我称之为"伟大的灵魂"。通过这个更伟大的灵魂，我们被联结在一起，也被卷入家庭其他成员的命运中，因此他们的命运变成我们的，没有人能为此做任何事。

有哪些人的命运被一个共同灵魂中那个共同的"我"牵连在一起呢？有血缘关系者如下：

1. 所有的兄弟姐妹，包括那些私生子、死胎、被送走的和被堕胎的兄弟姐妹。

2. 父母和他们的兄弟姐妹（但不包括兄弟姐妹的伴侣和孩子）。

3.（外）祖父母，不包含其兄弟姐妹，少数情况例外。

4. 其中一个（外）曾祖父母。

5. 在更早的世代中，家族成员中有谋杀者与受害者。

此外，某些没有血缘关系的人也隶属于家族系统，特别是那些给有血缘关系的家族成员让出空间的人，如：

6. 父母或（外）祖父母的前任伴侣，因他们为后来某一位家庭成员让出了位置，无论他们是因为死亡还是与伴侣分开而让出位置。从我们与后任伴侣所生的某一个孩子代表了前任伴侣这一事实中，我们可看出，前任伴侣的归属权对家族系统有多么大的影响，而家庭中没有任何人意识到这一点。

7. 某些家庭成员因他人损失而获益，这些无血缘关系的牺牲者也归属于家族系统。譬如家族前几代中的奴隶，或其他被剥削的人，尤其是当他们不得不付出生命代价时。没有人意识到他们也会被这个家族的后代子孙所代表。通常，这样的纠缠只有通过家族系统排列才会显露出来。

8. 当家族成员有人被杀害，无论这个加害者是否为该家族的成员，他都归属于此家族系统，并且不论他们是否有血缘关系，受害者也归属于谋杀者的家族系统。总之，谋杀者和受害者都属于自己的家族，也归属于对方的家族系统。

除了以上这些直接的线索，家族系统排列显示出，我们也被嵌入更广阔的灵魂所运作的更大的体系中，比如在一个国家、种族或宗教中。

或许有人会辩称，这些较大群体的整合在很大程度上取决于共同利益，但这种看法却无法解释，为何在如此大的系统内，个人的和家族系统的意愿却被某些力量所支配？我们又如何去解释，为什么某些事实不被觉知，或者，某些事实被所有人否定呢？譬如这种明确事实：所有人类在本质上都是相同的。

洞见的局限性和适当的行动在关于良知的章节中有更详细的描述。在此我只想指出，心灵深处还有另一个维度的力量在影响并支配着我们。

灵魂的影响

灵魂是一种力量，它能够聚集万物并推动生命。它支配着万物的发展和繁衍，看着万物互通有无以维持生命，当时机圆满，似乎就会离开。我之所以说"似乎"，是因为借由灵魂，生命在更宽广的意义上，甚至也被其所舍弃的东西服务着。

生命，就像灵魂一样，被体验为属于我们个人的。但这并不是个人的，因为在我们到来之前生命已然存在；当我们走了，生命将仍然存在。我们属于生命和灵魂，但是，就个人而言，我们不可能拥有其中之一，所以我们也无法失去其中的任何一个。一切存在，不论是否有生命，它们都是服务于同一个灵魂的。这个灵魂联结并支配着所有一切。

有时，我们也将灵魂体验为"知识"。但是，在其本源之外，这不是知识，因为灵魂正为另一个更高的力量服务，这个更高的力量才是真的知识。这更高的力量作用于灵魂并通过心灵来工作。下一章我将再次讨论这个主题。

灵魂护持并整合生命体，且掌管其部分机体的交互作用，使每部分的机体都服务于更大的整体。灵魂关注着这个生命体以确保其完整性，也会尽可能地弥补其曾经失去的部分。灵魂服务于生命整体的圆满，而且它要维持、发展并扩大这个整体。其所遵循的秩序是成长的秩序。这是需要更深入的探索才能发展出来的秩序，它们持续地将较小的个体联结到较大的整体上。当我们看着这些秩序及其在人类背景下的影响时，它们叫作"爱的序位"。

因此，我们并非拥有一个灵魂，而是处于一个灵魂之中。当我们把自己交给这个灵魂并与之和谐一致时，我们会体验到一种深入地被灌入灵魂的感觉大规模渗透进我们体内，与我们同频共振。孤立的个体和独自的"我"是不能沟通的。他们无法与环境产生共鸣或真正去理解周遭所发生的事情。在孤立的状态下，生命本体如何跨越横亘其中的藩篱呢？唯有找到彼此的共同点才能互相理解和交流，这甚至是超越语言的。柏拉图将让人与人之间得以沟通的东西称为灵魂。

在家族系统排列场域中的所有参与者都能亲眼看见，灵魂如何抓住一个人，将他推向某个特定方向。举例来说，我们可以看见某些家庭成员的代表会突然被感觉所淹没，且不由自主地进入他们无法抗拒的移动中。这是灵性的移动，揭露某些隐藏的部分，让紊乱失调的事物恢复秩序、完成未尽事宜而达到圆满的状态。最重要的是，这灵性的移动将被排除的以及对立的部分带到一起而产生和解。

这是显而易见的：

灵魂知晓；

灵魂是活跃的；

灵魂有其目的；并且

转化为行动，与我们的意识、思想和愿望无关。灵魂工作
的成果，远远超过我们通过计划所能达到的目标。

灵魂与我们如此接近，是我们最密切的体验。即使是我们自己
的身体，也只能通过灵魂去感知。唯有通过灵魂我们才活着。

冲突

若是灵魂掌管并决定一切，那我们内在有什么能与之抗衡的
呢？我们内在有什么可独自退出或反对这个整体的呢？我们的内
在、家庭成员们以及人类群体之间的冲突又是如何发生的呢？

灵魂想要冲突，是因为它想要成长。灵魂想要争取更好的位置
和更好的结果。它想要冲突，因为它想要在冲突中拣选并进一步发

展，然后会有一方落败，而另一方成功。到最后，没有什么能与之对抗。即使似乎有所偏离或灭亡，最后一切都是为了服务于灵魂的目标。

这个灵魂不是个人的心灵，它涵盖了所有人的心灵。

我们在大规模事件中所感知到的，以及那些我们必须在那个层面上去同意的，同样适用于那些我们个人在灵魂中所经历的。它同样在其边界内忍受或扩大冲突，背离或同意，带来了毁灭或者胜利。这是许多个体的整合，其中有互相对立的部分，但它们找到了平衡。同时，这个整体只是更大整体中的一部分。

共振

虽然我们无法定义灵魂，但是，只要我们能体验它，我们便可描述其影响，能够描述它的一些法则，或者那些加在我们身上的秩序。对于这些秩序的洞见让我们能够跟随灵魂，并与之共振。这听起来有点儿不可思议，当我们与灵魂和谐一致地走向更广阔的层面时，我们也会越来越深地与自己保持和谐。

灵性

意识

起初，我们将灵性体验为人类的灵性。我们体验到灵性有别于物质世界，甚至是具有灵魂的物质世界。我们体验的灵性既与物质世界相连，也与之相对，并且在许多层面都超越了物质世界。灵性对我们来说意味着意识；亦即包含了思考的动机和知识，以及理解和洞见、自我反省与抉择的能力。意识也意味着记忆，将过去的某些东西带回到现在。意识的另一种特质是能像闪电一般快速地联结上感官知觉以外的人、事、物。

这样看来，物质的障碍既不会限制，也不能阻止人类的灵性，因为它并非物质的，而是灵性的。

有限和无限的灵性

就我们所能理解的而言，灵魂是有限的，与灵性有所不同。就像物质世界一样，灵魂也遵从一定的规律，但这并非出自内在，而是来自外界——灵魂之外的某个地方，灵性之所在。但在此所指的灵性不再是人类的灵性，因为人类的灵性也必须服从于来自外界的规律。人类的灵性有别于赋予其规律的另一种灵性，譬如，它规定我们的思维必须在哪些范畴内移动，像是时间和空间的范畴，因果关系或逻辑律。

我们人类的灵性参与其中，被另一种灵性所包容并由其设定边界。同时这种灵性自由且可靠地将其灵性赋予我们人类。

这些论述在指导我们灵性的秩序内移动着，所以无法触及那股为我们设定这秩序的更大的灵性。即使是"灵性"这个词，也只是我们人类灵性能理解的最大范围内一个模糊的代名词。当我们说出"灵性"一词时，这个词无法完全表达所指涉的内容。因此，在此使用这个词的时候，我们意识到这仅仅是我们理解能力以外的广阔领域的象征或隐喻。

尽管如此，在这些限制内，我们可以说，灵性在这广阔得不可思议的意义上，必定是我们所能体验的所有存在背后的创造性力量。正如存在的一切都持续地移动着，我们也体验到灵性在永无止境的移动中具有无穷无尽的创造力，仿佛它是在有意识地创造一般。从这个意义上来说，全知的创造力是灵性的，被灵性所渗透，也被灵性所精炼。我们可以通过灵魂领悟，也可通过身体体验，正因为我们都是被这灵性所移动的，所以我们也是灵性本身。

灵性中的矛盾冲突

正如灵魂一样，灵性也在人类的精神领域中有其相互对立的两面。人类的灵性也经由冲突而升华。在人类的灵性中，灵性可以扩大或缩小，因此无论是发展或衰退或许都是更好的安排。诚如我们所知，这创造力所带来的许多可能性，须经证实并进一步发展才有说服力。即使在灵性的场域，也存在着竞争与考验，失败和成功。

人类的灵性也可能与灵魂和身体作对，其意志可能与灵魂赋予身体的，以及那些与身体同频的东西有所不同。这样，人类的灵性就可能会与灵魂以及我们的健康背道而驰。

秩序

现在你或许想知道：什么将会启动某种秩序以达到身、心、灵的和谐？基本上，只要同时有几个场域被包含在内，我们从何处开始都可以。

在我看来，最容易着手的地方是人类灵性的秩序。我在前面以哲学方法描述其内容的方式，在此处有帮助。它使我们能精确地感知，能区分事实与颠倒的梦想。如此，它也可以引领我们去觉察，根据某个状况，什么是有可能的。这种灵性的法则让我们的灵性服务于那些可能发生的且和谐一致的事物，因此，用最恰当的说法，它就成了应用哲学。精确的感知是唯一的方法，我们借此可领会灵魂工作中的秩序，譬如意识与无意识良知之间的冲突（本书后面会有详细介绍）。灵魂依靠灵性，在自己的领域里找到方向，并学习去辨识系统中的反向移动以找寻出路。在灵性的帮助下，灵魂可以逐渐认识到一种秩序，不仅存在于个人的内在，也存在于其所属的家族系统内。然后它还能帮助身体达到内在的秩序，从而保持健康并与周遭环境进行互惠的交流。

本质

在更广阔的场域中，我们与灵魂共振的灵性所领会的那些，超越了我们在表面上所感知到的世界。这意味着我们的心灵掌握了一些关于人、事、物以及世界更深层本质的知识，而能为之命名，令其外显化并赋予其灵性经验，就好像在诗歌、视觉艺术、音乐、数学和科学中一样。触及存在以及存在的特质，是一种创造性的过程，并且在本质上是具有灵性的。与其所存在的更大的灵性产生共振，是灵性本质的一部分。人类的心灵因此可以创造出超越既定规则的新秩序，但不会废除旧有的，譬如政治秩序以及我们在文化层面所创造和体验到的事物。到目前为止，这种文化的一部分是哲学，它通过与实相的共振，尽其所能地以实践和应用来证明其创造力。

通过人类的灵性，我们因此与具创造性的原始力量深深地联结并为之服务，尤其是当我们意识到这种联结并与之和谐共振时。

共振

但如何与这种大多对我们隐匿的原始力量产生共振？通过归于

中心。当我们深切认识到这股力量是我们的源头，并自在地体验到自己逐渐接受其引导时，那就是归于中心。当我们毫无疑问地相信并把自己交给这个指引者，且在此指引中仍保持警觉与创造性并于其中有意识地觉醒，那就是归于中心。

在此过程中，我们的灵性变得圆满——我们的灵性通过这更大的灵性变得更具有灵性。在此状态下生活，人类的灵性再也不能与这灵性区分开来，而且从来都不是一成不变的。这灵性像是个小提琴家在我们灵性的小提琴上演奏。我们无须弹奏，小提琴便自动流淌出旋律。但若无小提琴，乐曲将不复存在。

唯有接受这更伟大灵性的引导，我们才能让灵魂和身体进入共振的状态。我们的灵性被这更伟大的灵性指引着，与他人及宇宙万物共振、合一，并将其凝聚、整合到自己的内在，成为其媒介，就像那把被另一个人演奏的小提琴一般。

空无

我们如何与这灵性让人类参与其中的力量和智慧和谐共振呢？通过空无。

同意并放下

这里的空无是什么意思？将我们带入这空无的内在过程是什么，感觉如何？在这层意义上，空无并非缺失或匮乏，而是一种临在和圆满。通过全然地同意万事万物如其所是，空无可以带领我们与创造性的灵性共振。这灵性是遍及一切的原始力量。通过同意，我们与这灵性所创造的、掌管的和注入生机的一切一起，变得丰富。而且，通过同意一切如是，我们达成圆满与空无。唯有放下个人执念并扩大视野，我们才有可能完完全全地同意。然而这样的放下并不会导致空虚。接受如其所是的样貌，不再与我们自己的某些面相发生冲突，放下执着，换来的是圆满与空无，并且与那股能移动一切事物的力量合一。

唯有当我们同意时，才可能自在地放下；也唯有当我们自在地放下时，才可能真正地同意。空无与圆满彼此相互依存。我们能以相同的灵性行动和态度同时达成这两种状态。

归于中心

我们所体验的过程即归于中心。归于中心时，我们退守，同时对超越表象的某些东西敞开自己。没有任何行动。归于中心是从任何可能分散注意力的事物中抽离——换言之，是专注且如如不动的。归于中心是行动后与行动前的休止。归于中心时，等待着另一股力量来影响某些我们所关注的事物，等待这股力量通过我们来工作。我们只为这股力量的运行而工作，且仅仅在这股力量运作的时候。

期望

什么会阻碍我们进入空无以及归于中心呢？就是我们希望事物不应该是其本来样貌，还有我们想根据自己的想法和愿望去改变一个既定的事实。显然，这样的要求意味着我们想通过自己的行动去取代源头的创造力，并与之竞争，希望自己能做得更好，从而展现我们的优越性。这多么愚蠢啊！有这样的期望并采取行动去实现，这样的举动就似乎是我们的洞察力和知识有可能源于这股力量之外，似乎我们拥有了来自别处的创造力，这甚至是与源头的力量相违背的。这种企图将令人耗尽自己的能量而失败。

有些人或许会辩驳说，人类的确具有创造力，我们从人类的探索、研究和规划以及勇于冒险的行动中得到很大的好处。问题是，重要的概念和成就真的是源于我们自己的灵魂和灵性吗？还是当我们成功时，这种体验就像是收到一份礼物，是源于我们与另一个超越想象的维度的共振呢？这件事情是出于个人的计划和行动，还是与更大的灵魂以及另一个更大的灵性共振——我们从其持续的时间长短可以看得出来。

然而，即使这种任性的计划和行动也可能在创造性原始力量的运作之外获得成功，只是持续的时间有限。我们也通过失败来学习，同意事情如其所是，并且在这种同意的状态下，我们找到了自己通往圆满以及空无状态的道路。

创造力

即使认为某些事注定要失败，我们在认同一切如其所是的空无状态下，也将拥有最高的创造力。从某种角度来看，创造力从来都不是完美的。追求完美的想法是一厢情愿的期望，与人类的灵性或原始创造力的灵性运作不一致。在追求完美的过程中，创造力会走到尽头。

无论不可缺少的、迫切需要的净化和自我克制进行得多深入，在空无状态中我们都并不完美。虽然我们在其中保持静默并警醒、无为，这具创造力的灵性也可以自由地通过我们来工作，因此也意味着到最后，仅仅是我们的临在，就能影响世界上的事物。花若盛开，蝴蝶自来；我们无须刻意安排，万物自然会各归其位。

在空无中我们不索取而有所得，顺应而不强求，发现而不寻觅，直观了悟而绝学无忧；我们无条件地爱；我们行动而不引人注意，且无须选择，自由自在。

在空无中，我们超越自我而不迷失。唯有在空无中，我们全然地存在。

暗夜

与空无的体验和意象紧密联结的是暗夜的意象：我们感官的暗夜，我们灵性的暗夜，我们意志的暗夜。有些人对于走这条路感到犹豫，是因为这些意象来自神秘主义。在西方，哲学在很大程度上是与神秘主义分开的，神秘主义似乎与信仰有更多的关联，而不是一种普世的人类经验和洞见之路。但并非总是如此，许多早期的欧洲哲学家，以前述意义来说，都是神秘主义者，譬如赫拉克利特、柏拉图或普罗丁（Plotin）。

"灵魂的暗夜"实际上是什么意思呢？是进入空无的第一步，进入不看、不听的状态，在寂静中暂停，为归于中心做准备。只有当感官沉静下来并进入暗夜，我们的灵性才能融入与万物和谐一致的整体，而无分别心。

即使灵性不安定且被许多事物占据，灵性也会在暗夜中找到平静，那里没有干扰；灵性能在纯粹中歇息，平静地合一。"灵性的暗夜"是归于中心的第二步。

人们会有欲求，会想要许多东西，向着渴望与需求的方向移动。从渴望和恐惧中退出，是"意志的暗夜"的任务。如此我们的灵性才会找到真正的平静，我们的感官才能真正休息。只有在"意志的暗夜"中，我们才会将精力完全集中于某些隐匿的东西，朝向空无，静待其以某种方式显现，来推动我们，并通过我们工作。

归于中心的途径是一条哲学之道，这是应用哲学的道路，唯有在这条道路上，我们的灵性才能与那开启根本知识和智能之门的原始力量产生深刻的共振。我们在此唤醒最深刻的爱，在此找到满足。

行动中的智慧

不仅西方哲学发现并体验了这通往创造性智慧的根本途径，老子在《道德经》中也已经揭示了这条道路。我们在西方称之为灵性——不等同于人类的灵性——在中国则称之为"道"。道也运作于那些悟入空性的人，那些进入感官的暗夜、灵性的暗夜和意志的暗夜之人以及那些归于中心和宁静安详的人身上，"道"在其中对他们敞开，并允许他们安住于无为的状态而献身于服务。

通过空无，我们的灵性就能找到它的命运，我们的灵魂也达到圆满状态。灵魂在与灵性的神秘共振中找到了自己的秩序，现在就可以是一个有秩序的场域，让身体在其中发现自身的秩序、健康和力量。

所以，哲学以一种独特的方式起始于灵性，以及灵性的智慧，唯有如此，它才能转向灵魂，与灵魂同在。对身体也是一样的，它同时影响灵魂和身体，让人在行动中印证灵性的智慧，在此特殊意义上，它显然是应用哲学。

虔诚地臣服

这种虔敬指向那些本质上仍然隐藏而不可见的东西。它指向那些超越我们感官的觉知范围，甚至超出了我们理智所能理解的事物。这是令人难以了解的玄妙境界，然而我们内在最深处的感知却能够触及。我们虔敬地回应而无须耳朵听闻，我们不识本源却与之共振，被牵引着移动而不知终点何在。虔诚是没有自发启动的移动，它是静止的。在虔诚的状态中，我们只是在那里，没有预期、带着警觉或完全地开放，却能如如不动。

虔敬与洞见

虔敬开启我们对本质的洞见，并借此开始至关重要的行动。我们没有任何意图，完全自然地开始，没有狂热，即使在行动中也是如此。因此，即使在移动和运行中我们也能归于中心且平静。

这种虔敬是宗教性的吗？不是去理解什么是表象背后所隐藏

的，而是指向某些未知。保持在没有任何目标或意图的状态中，就无法被定义，因此也不会被定义。

然而这是一个哲学立场，因为它会引发没有意图的洞见，那是没有被自己的意见和愿望所污染的纯粹洞见，源自共振并能带来领悟。因此，这是具有确切结果的洞见。然而，它仍保持谦逊，不探究，不抗拒，处于臣服的状态。

虔敬是洞见的结果，到最后，就像这洞见一样，是一份礼物。

洞见之路

舍离

一旦我们明白了灵魂和灵性的秩序，并准备好走向空无而进入感官、灵性和意志的暗夜时，我们才会为这具有哲学底蕴的洞见之路敞开自己。在这条道路上，我们的目光所及，超越了呈现在眼前的表象。我们得以瞥见核心、隐藏的秩序与本质。这方法引领我们触及灵魂和灵性移动的根本洞见——并且预示这些洞见。我称之为现象学的洞见之路。通过舍离而获得洞见：放弃特定的目标和自己的意图，甚至要做到舍弃我们的知识，无论它看起来多么清晰；首先要愿意将任何知识抛诸脑后，为全然未知的和新的事物敞开自己。

敞开

在现象学的洞见之路中，产生洞见的前提是进入空无以及感官和灵魂的暗夜。而且还需要进入意志的暗夜，没有欲望，没有恐惧。这意味着我们也预先同意了此洞见的结果，例如可能由此产生的反对和敌意。在这道路上所展现出来的洞见，是本质上的洞见，让我们自己及他人都无法不被触动，而且无法摆脱——好像事不关己一样。这结果显示了我们在此面对的是本质上的洞见，它不需要解释就能起作用，不需要证据，也无法用拒绝来摆脱它。这是具有创造力的洞见，启动了生生不息的移动。它摆脱了任何僵化的概念和理论，不断地超越这一切。

这洞见如何能产生这样的影响？在空无中，它对本源创造性力量的移动保持敞开，并且臣服于此。

步骤

现在我们谈这条途径的步骤。第一步：让自己身处本然的现象中，没有分别，不带评判，如其所是地同意一切。以这样的态度，一个人就不会拒绝任何事情。所有的一切都与我们产生共振，没有恐惧；我们也与之产生共振，同意其保持本来样貌。

然后是第二步：我们全然沉浸在所有这一切之中，等待某些事物突然浮现，给我们启示。以如此强而有力地涌现的方式来显示自身的能力，像是对我们的一种要求。从现象隐藏的背景中突然浮现出一些东西，有如闪电一般，告诉我们什么是当下必须要做的。我们体验到它似乎来自外界，即使它是在内部显现出来的。当我们跟随它时，我们和我们在其中接触到的人都会被影响。不是我们在行动，而是有其他力量通过我们在行动。

应用

如此浮现出的洞见需立即付诸行动。因为这是一种创造性的洞见，不是从某些事物中衍生出来的，也不是思维过程的结论，它击中我们；当我们大声说出并付诸行动时，它也会击中他人，成为实用的创造性洞见，这是具有创造力的哲学。

若未转化为行动，任何洞见都是空洞的。显然这个洞见可能不是与创造性原始力量产生共振的洞见，也不是我们等待的暗示或找寻的迹象。我们可以通过观察自己和他人的洞见能否引导出可产生实质效果的行动，来试验它们是否有效。

在此路径上所浮现的洞见是具有创造性的，因此永远都是不完美的、不圆满的，也不是绝对的真理。在踏出下一步之前，我们等待、放空，直到我们被告知接下来的方向。

在行动之后，我们立即后退，并再次将场域交给这个原初的力量。回到空无，保持敞开，以迎接下一个洞见，并为下一次的提示做好准备。

真理

现在的问题是：我们在何处感知真理呢？真理是来自我们的内在，还是来自外界呢？

回看古希腊哲学家们最初体验真理的方式，真理的希腊文为"aletheia"，马丁·海德格尔将真理描述为"去除遮蔽的"。真理从遮蔽中走出，其本质就是去除遮蔽。真理向我们展示了自己。唯有当我们看到并由衷地接受时，我们才能获得相应的指示。例如，在感知到真理后，我们就可以驾驭自己的思想，直到与所揭示的真理协同一致。我们可用自己的实际体验来验证真理，也可以用这一理论进行实验。若实验可被重复，则被认为是科学的。这也是一种寻求真理的方式。毫无疑问，以此途径寻求真理，创造了许多伟大的成就，这一点很重要。

但科学不是真理的全部。当涉及事物的本质，例如，和平或命运，或是如何快乐和满足，以及如何获得勇气、智慧或灵性，科学是涵盖不了这些范畴的。当我们谈到艺术的创造力时也是如此。比如执政的艺术，成功的政治举措往往源于行动中所获得的经验，而不仅是靠一些已知的程序和官方申明就能产生，并且无法从历史经验中得到印证。可供检验的现实环境尚不存在，因为洞见本身只在当下产生某种情境或某种效果。

这些洞见源于与那隐秘力量的共振，以同样具有创造性的方式与那股对所有事物一视同仁的力量产生共振。这些洞见总是导向行动，使行动成为可能，并且要求人们去行动。

家族系统排列

从这个意义上来说，家族系统排列也是一门艺术。因此，它无法被"科学式"地实操或评估。科学的发现虽然有趣，却不适用于实操工作。

要找寻可让我们走得更远的那一步时，知道这些并无多大的帮助。即使人们为了学习家族系统排列而进行了培训，在任何特定情况下，他们都没有太多可参考的东西。每次迈出新的一步都是独特的。

这样并不是说培训没有实际用处。事实并非如此，尤其培训不只是作为必要的工具，而是关于踏上洞见之路，并且实践其所要求和允许的成长与放弃。

当我们将人们放在家族系统排列的场域中，他们的内在会联结上自己所代表的人，这通常会让现场所有人都感到惊讶。我们并不真的知道如何去定义这种联结。鲁珀特·谢德瑞克①称之为"延伸的心智"。他谈到我们在一个形态形成场中移动着；在此场域中，过去的一切都被储存起来且对现在产生影响。因此，无论好与坏、现在与过去都在共振中。对我来说，他的观察结果最接近我自己对此现

---

① 英国生物学家，作家，超心理学领域研究者，形态共振理论的提出者。——编者注

象的理解。

于是，现象学的路径为家族系统排列提供了重要的洞见。它们解释了系统中的某些行为模式，并用一种和平的态度去化解、领悟和克服被内在冲突所困的行为，以提供帮助。许多精练的排列有如解脱桎梏，让人得以采取不同的方式并自由地实现抱负。

关于家族系统排列这条认知道路，其中最重要的洞见涉及良知和宗教。现在我们可以更适当地理解良知所扮演的角色与在群体内部和群体之间的作用，也可以更容易地理解我们心中关于上帝的形象来自何处，以及在群体内部和群体之间的意义。这些洞见对于我们人际关系的互动产生了深远的影响。

界限（边界）

正是在这一点上，这些洞见的应用遇到了最大的阻碍。那些直到目前仍遵循现象学路径并已获得自己洞见的人，以及那些当自己没有洞见时不会盲目接受他人洞见的人，都必须仔细考虑该将这些洞见传递给谁，也必须仔细考虑自己如何应用这些洞见。这条认知道路上的洞见，不能被攫取，只能被赐予。

以不同的方式看待彼此

我们的关系在很大的程度上取决于我们彼此间相处的现实情况。因此，我们将自己和他人的感受、反应、愿望和行为视为我们每个人自己的事。我们认为自己是感受、思想和反应的主人，我们自己可以控制这些感受、反应、愿望和行为。换句话说，我们以为我们都是自由的。

你和我

但我们都是父母的孩子，都被"镶嵌"于一个家庭中，有许多祖先仍然在背后影响着我们，祖先们历经许多不同事件的冲击，被不同的命运驱使着，并且被推向各个特定的方向。你我都以某种方式被束缚和纠缠着，你和我都有不同的限制和不同的可能性，我们都以不同的方式敞开和聚合。

所以当我与他人相遇时，我必须超越面前的这个人，看到他的父母、兄弟姐妹、祖先以及他家庭中所发生的一切。我看着这个家族过往的成就，以及正在进行中的事情，看看有什么仍然需要一个好的收尾，并允许它结束。

我和你

其他人通过我也会与我的父母和祖先相遇，与我家族过去所有的事件（完成或未完成的），以及仍渴望获得圆满解决的事情相遇。

我作为一个人，以某种方式退守，且让那从远处传来的声音通过我传达出来，并对他人产生影响。而我以此方式所遇到的人，也允许那在我之上的能量通过他，并对他产生比我所能达到的更深远的影响。此人和我并非对手，而是观察者。他仍是棋局的一部分，但也保持着距离。

我们彼此的相会是自由的，我们若即若离，自在放松地参与。现在无论我们之间发生什么，在某种程度上来说都不是那么严重，并且彼此保持着微妙的距离。然而，我们却以另一种方式更加紧密地联系在一起。

灵性的层面

但我们的目光能看得更远，且必须更加深入且完全从我和他人那里被释放出来。我能看到整体中的一切，万事万物的终极归依，然后我需要超越一切眼前事物的表象并启程前往灵性的面向。在此一切都消融了，不再有什么是好或坏的、崇高或平凡的、重要或不重要的、高或低的、狭隘或宽阔的。一切都是短暂的，只等待着被下一个短暂的事件取代，最后还会再度沉入那永恒之中。每一个洞见、真理、成就、失败、清白和罪疚、美德和邪恶，正义和冤屈，都是如此。

因此，这深邃的凝视是纯粹而自在的，没有意图和恐惧。与整体和谐一致，并且是清晰明白的，涉及所有事物的本质，最终将我们与整体联结在一起。由于这凝视发生在整体之中，故能引导出觉知的行动而将彼此融入整体。这是一种将彼此从独立和表象中释放出来的行动，这种行动可以让人们得以解脱而触及核心。在这行动中，本质性的洞见抵达其目的地，找到了平静。然而洞见和行动并非到此为止；现在由另一条河流承载着，在其中平静地漂流，时时刻刻保持敞开并准备开始即刻行动。

纯粹的凝视

我们以同样的方式与他人交往，也可借此方式来认识我们的身体与灵魂的各种不同面向，例如某种疾病、事件、纠缠或是我们自己和别人的罪责。我们看得超越过这些。同样地，我们不将关注的焦点放在个人，而是让另一股力量通过我们来观看，从而体悟一种超越自我的联结。以此方式，我们可以观察到，疾病或许与某个人有关。此人通过疾病向我们诉说，要求被关注、认可、感谢，或是在诉说爱、补偿、和解与告别。这可能不是针对个人所提出的要求，而是面向我们的家族以及我们所属的一个比家族更大的群体。

但即使是这种凝视，仍不够宽阔。在此也要求纯粹的凝视要看到整体并了解每个个体，其中的每个部分都是由整体所关照而达到圆满的。或许疾病与身体和灵魂一起消失了，被纳入了整体，进入了另一股力量中，若有似无地被看顾着。

然而先决条件在于我们要超越身体和灵魂的界限而进入灵性的场域，或更确切地说，让我们自己被带进这灵性的场域，以一种灵性的方式来同理和行动。无论我们做什么来帮助身体或是灵魂，都要允许灵性在其中工作，并将其从狭隘和压抑中解放出来。

自在地联结

父母也可以用此方式，超越眼前，看到孩子背后强大的灵性场域；而孩子也能以此方式来看待父母。然后双方都可以在一定程度上放开对彼此的牵挂，也可以放下他们的期待和希望。在灵性的场域中互为一体，却又让彼此感到自由。

从某种特殊的意义上来看，这是实用性的哲学。它简明，谦逊，没有包袱，深刻且自由，有力量而不强求，时时刻刻在涌动中，取之不尽，用之不竭。这就是爱。

良知

良知最初是一种伴随着所有人际互动关系而产生的本能知觉。它是：

1.知道该做出什么行为以确保自己的归属权。

2.施与受的平衡。当我获得某些东西而没有进行付出时，我感到对他人有所亏欠；或者我伤害了某人，或者说我从某人那里夺走某些东西而没有以类似的方式受苦或丧失某些东西的话，我将感到对他有所亏欠。

3.遵循团体序位以确保团体能持续运作，并感到对于团体的安定及进一步发展应有所贡献。

好与坏的良知

如何知道良知对我们有所要求呢？我们可以通过罪恶或清白的感觉来辨识，或换言之，通过坏的和好的良知来加以辨别。坏的良知驱使我们改变行为以摆脱它，然后罪恶感就消除了。我们再次感到清白，然后有了一种好的良知。

良知不要求特定的内容，它不是一种认知——告诉我们什么是必须做的，而是与某种状态和感觉有关。在特定情况下，我们必须做些什么才能去除坏的良知并保有或重新获得清白感，这并非由良知所支配。关于这个机制，我们有一定程度的自由。我们可以测试不同的事件，并通过感觉来衡量我们的选择在多大程度上帮我们去除了坏的良知。

良知主要是一种感觉，通过这种感觉，我们感知到必须如何表现才能确保我们能归属于一个对我们来说很重要的群体。

平衡感

我们可以将良知与我们的平衡感相提并论。通过这种感觉，我们随时都知道自己是否处于平衡状态，以及如何保持或恢复平衡。在此没有任何既定的程序，而只有一个非常快速且出于本能的直觉性反应——来帮助我们恢复平衡，然后我们的感觉会告诉我们是否已达成平衡。

迷思

围绕着好与坏的良知的思想和迷思已大量发展，不受公开审查。良知被认为是至关重要的，然而却无法通过经验来加以验证。有些人宣称良知是上帝留在我们灵魂中的声音，故自始至终都必须被遵守。若真的是这样，所有人都应该具有共同的良知，但显然并非如此，因为战争或冲突中的对立双方怎能在共同的好的良知下交战呢？

良知保障我们能归属于一个对我们来说很重要的群体，特别是那些我们赖以为生的群体。无论群体对我们的要求如何，良知都将我们与这些群体系在一起。

良知与团体

我们体验到自己是团体的一部分，若无所属团体，我们会感觉不完整甚至会到迷失的地步。在赖以为生的团体中，每个人都扮演着一个重要的角色。所有成员都有种归属感并对这整体负有义务，且所有人终究都愿意为了整体而牺牲自己。个人只能在整体中求生存并找到满足，即使为整体服务意味着死亡。

我们的良知服务于团体的生存而非个人的生存。首先，这是一种团体良知。唯有当我们意识到这一点并加以认真对待时，才能开始理解我们自己和他人的各种行为，否则这些行为就会显得异常且突兀。

个人须符合其重要团体的要求以得到归属感。因此，个人没有独立的自我，在团体中遵循着良知而没有独立的自"我"意识。凡是个人在团体中以其本身和自"我"来经验的，其实是团体本身以及团体的"我"。这就是为什么群众如此容易失控，并且失去冷静和判断力的原因。这些人很容易成为恐惧的来源，对他人也是一种威胁——在好的良知下。

良知与恐惧

团体对个人的支配引导出集体信念和非理性的集体行动。而这不重要，因为反正所有的理性分析都是被禁止的。我们可以清楚地看到，若个人想摆脱团体良知的束缚及命令，就必须面对挑战。那些仍坚持团体信念与命令的人将对其实施制裁以威胁这些人。唯有当个人不再处于恐惧的痛苦中，他们自己才能触及自我揭示的真理；也只有超越团体良知，他们才能获得那些洞见以摆脱良知的限制，即使可能只有部分如此。

无意识良知

除了我们感受到的良知之外，还有一种无意识的良知，我们只能从它对群体的影响中推断其规律。我们通常无法感觉到这种良知，这很大程度上是因为我们所感受到的好或坏的良知被置于此良知之上，因此将其推向无意识的领域。

其范围甚至比能被感受到的良知更大，这种无意识的良知是一种团体良知。这是一种集体良知——一个家族所共有的良知。

这种集体良知有两个基本法则。

一、同等的归属权

团体的每个成员都有同等的归属权。与我们所感受到的良知不同，这种良知不允许有人被排除在外。团体中的所有成员都可在此良知的范围内感到安全。尽管它保障每个人都有平等的归属权，然而当某个成员被排除时——这通常发生在感觉到良知要求某种忠诚的影响之下——集体良知将以团体中较年轻的成员代替被排除在外的成员。较年轻的成员会在不自觉的情况下与被排除的人有一样的感受和行为，而且没有人意识到这一点。

集体良知关注团体的完整性，不考虑排除背后的因素而试图恢复其丢失的完整性。和所感受到的良知不同，此良知与道德无关，或更确切地说，是在道德之前的。这是一种古老的良知，没有好与坏之间的分别。

集体良知的目的是恢复团体的完整性，并不关心被选中来代表被排除者的人是有罪的还是清白的。从这个意义上来说，这也是无关道德的。

另一方面，无意识的集体良知在伦理上优先于感受得到的道德良知，因为对集体良知来说，团体的完整性和所有成员的生存，优先于团体的规则和要求。这意味着，它有别于道德良知所决定的归属与排除，最终甚至超越了生与死。这种无意识良知保护所有成员的生命和归属感，甚至违反了道德良知的判断。

但并非所有家族成员都属于集体良知的管辖范围，并被征召以为其服务。于此再次列出所属成员如下：

1. 所有的手足，包括同父异母或同母异父的兄弟姐妹、被送走的孩子、流产和夭折的孩子。

2. 父母与其手足，不包含其手足的伴侣和孩子。

3.（外）祖父母。

4. 其中一个（外）曾祖父母。

5. 在更早的世代中，家族成员中有谋杀者或受害者。

还有些无血缘关系的人也隶属于这无意识良知所定义的家族系统。所有那些让出位置给家族年轻成员之人。例如：

6. 父母或（外）祖父母的前任伴侣。

7. 所有那些因蒙受损失而令家族成员获利的人。

8. 无血缘关系而谋杀了家族成员的加害者，以及无血缘关系而被家族成员谋杀的受害者。

如何准确地意识到这种集体良知的范围呢？我们可以在家族系统排列中观察到只有这些人被后来的家庭成员所代表。

二、先来后到的序位

集体良知守护着另一个法则。此法则同样古老并为团体的凝聚力与生存而服务。此法则认定那些较早进入团体的成员优先于后到的人。

这个法则依据年龄指派位置给每个人，尽管它似乎层级分明，是一个完美的平等模式，因为家族中每个成员都有同样的发展和进步的机会。成员无须努力去赢得这些位置，随着时间的推移，它们会自然地产生。

此法则维护团体内部的和平与凝聚力。防止以抗争的方式来争夺更高的位置，所以秩序的基本原则是维护团体的生存，团体中的每个人都需要其他人。

违反此法则的人成了团体内部的敌人而让团体的生存受到威胁。因此，他失去了归属感并在集体良知的压力下被逐出团体。在过去，这理所当然意味着此人的性命也处于危险中。若涉及团体生存的问题，连这种良知也将剥夺那些威胁团体生存之人的归属感。

我在此所描述的是基于对此法则的观察，它如同古代律法一般严苛，现今它依然在家族中运作着。家族悲剧的根源在于违反先来者优先的法则。

悲剧

悲剧遵循着相同的基本模式。例如，在希腊悲剧中，就像在今天的家庭中一样，后来的家庭成员可能会去承担一些不属于他们的事，以试图干涉长辈的命运。最常见的是，子女和孙子女想要为父母或祖先承担一些事，比如完成某些任务或替他们赎罪。如此，他们遵循着自己所感受到的良知来为某些家庭成员做一些事，满足于清白与良好的感觉。例如，孩子承接父母的重担，他们觉得如此可让其具有最强的归属感。然而，他们也违反了无意识集体良知的第二定律，即较早出生的成员为优先。他们并没有意识到这一点，因为他们的良知要求这种逾越并让他们保有正当和清白的感觉。因此，悲剧通常以英雄的死亡结束。

悲剧英雄就是在心中想要为早先世代中的成员做些事的孩子。这狂妄自大与傲慢是所有悲剧的开端，注定要失败。

出路

在深入了解这两种良知的作用后，我们也开始明白结束这种悲剧的方法。

这两种良知在功能上一方面是相互对立的，另一方面又共同作用，对人类的互动产生了深远的影响。只有通过这些洞见，我们才能理解自己和他人的行为，如果没有这种眼界，那么这些行为似乎是不合理的，也可能是盲目或残忍的。唯有通过这些洞见，我们才能理解包括疾病、自杀以及两败俱伤之权力斗争的背景。

和谐

通过家族系统排列中的现象学方法所获得的洞见，能帮助我们超越这两种良知对我们施加的限制，特别是对我们感知的限制。但这成长并不意味着我们必须退出自己所归属的团体。这些洞见也为我们的团体及其进一步的发展而服务，帮助我们的团体走出个人良知的支配，因而向其他团体的洞见与可能性敞开自己。

团体归属感对我们而言至关重要，所属团体的生存仍是首要核心。我们不能，也无法从其中退出，因为我们的生存仍依赖于它。因此，将自己对良知的洞见也应用在团体内，并在一定程度上遵守这种良知，并将它视为将人们团结在一起的力量。

良知的进展

我们的良知不是哲学意义上的洞见和认知，而是通过感知来觉察我们的某些行为会维持还是破坏我们的归属感。因此，以良知来应对问题是有所局限的。新的知识在我们现有的良知之外发展。祖先过去的做法，可能是带着好的良知热切地走向战场，但对我们现在的人来说，是难以想象的。

哲学家也将此良知视为进化中的事实。他们走在知识的道路上并获得洞见，这是在良知"咒语"下的前几代人所无法察觉和认识到的，前人也与良知有所联系，借此而被赐予洞见。他们在其中敞开自己并等待良知的真实样貌被揭示出来，这使得行动与新的洞见能和谐一致。

灵性良知

灵性也与所有一切平等地联结着，包括对立的双方。灵性也会立即感知到是否仍与所有一切联结并保持和谐一致。而当灵性与所有事物保持和谐一致时，双方对立的概念就在此领域内终结了。

我们如何在灵性的领域中感知和谐与联结？我们如何觉察这联结是否遭受威胁或断裂呢？

这种一致性是归于中心的，转而平等地看待一切如其所是。每一次干预和失去和谐都会令人感到不安。在此我们也会感受到一种焦虑，仿佛是本能良知让我们感到内疚或清白无辜。

在灵性的层面，知道自己与一切相连时，我们会很平静并有一种确定感，就像是好的良知会给我们带来清白的感觉。我们对灵性的感知是警醒而广阔的，并且我们与洞见携手同行。

相较于本能的良知，灵性的良知没有恐惧和激情。源于灵性良知的行动将为本能良知所导致的分裂带来和解。它为全体的和平服务。

我将在下一章节中描述其所带来的影响。

一切

一切就是指所有的事物。万事万物彼此相连，没有什么是可以单独存在的。因分离而单独存在的事物，从这个意义上来说，也是与一切有所关联的——万事万物都存于其中。所以我也是一切。一切没有我就不是一切，我也不能没有所有其他的一切而存在。

这对我的生活、感受或存在来说意味着什么？我从每一个人身上看到了其他所有的人，也看见了自己。而我的内在也感受到了其他所有的人，每个男人或女人。通过每一个人，全人类遇见我，我也在每一个人身上遇见全人类，包含了所有处在过去、现在和未来的人。

那么我怎能在拒绝他们之中的某些事物的同时又不拒绝处在他们之中的我自己呢？我怎能在为他们感到高兴的同时而自己不开心呢？我怎能在祝福别人的同时却没有祝福自己呢？我怎能在爱自己的同时却不爱其他所有人呢？

我们能在每个人身上看见其他所有人，我们也能看到自己身在其中，我们能在他人身上遇见自己、发现自己。当我们伤害他人时，也伤害了自己；当我们帮助他人时，也帮助了自己；当我们对他人有所保留时，也抑制了自己；当我们贬低他人时，也是在贬低自己。

当我们真正爱别人时，我们就是在爱所有的人。因此，爱我们的邻居就是爱所有的人，包括我们自己。这是纯粹的爱，圆满的爱。

释放

担心自己

当我们从肩上卸下抑郁的负担时，会有释放的感觉。我们会松一口气，然后就可以移动，再次感到自由自在、了无牵挂。

究竟是什么让我们如此紧绷呢？是对于生计的担忧。当然，这是我们必须处理的问题。当我们成功地解决了此问题且能获得可靠的收入时，就会从这种压力中解脱出来并再次感到轻松。

挂念他人

而我们也心存对他人的牵挂。父母为他们的孩子操心，孩子担忧他们的父母，而夫妻则牵挂着彼此。当我们的行动排除了担忧的因素时，正在担忧的以及被担忧的人都会松一口气。

有时这些挂念可能会让对方有负担，也有可能会限制和阻碍对方努力朝向独立去发展。他们可能会向后看着那些挂念他们的人，而不是展望未来并采取行动。因此他们担心的是挂念他们的人而不是自己。我们挂念的是彼此，却成了彼此的负担。

恐惧

最初，我们会被自己的想法压垮，例如什么是对的或什么是错的。一般来说，这些想法并非源于洞见，而是对良知的反应。这些都是由害怕失去他人的爱与善意所造成的，尤其是当我们依赖他人或需要他人怜悯时，即使这些并非必要。然而，我们可以从对良知所带来的限制的洞察中，以及从依赖迈向独立的行动中获得解脱，超越良知的局限并洞悉何为善良且恰当的，然后采取行动。

愧疚

当我们做了一些伤害他人的事，自己就会有沉重的愧疚感、感受到某种不公平的感觉，例如，滥用他人对我们的信赖时。当没有以适当的方式回馈那些对我们付出的人，愧疚感也会出现。这种回馈甚至可能只是说声谢谢并表达我们的感激。如果没有这样做，我们会采取不同的方式加以缓解。有些是有效的，例如提出补偿或衷心地感激。承认犯错以及感受到自己对他人所造成的痛苦，这样至少可以部分地减轻愧疚感。

赎罪

在所谓的赎罪行为之中，我们可以看到另一种减轻罪疚感的企图。赎罪起因于某人的行为造成了他人的痛苦，然后这个人自己也倾向于以同样的方式受苦。赎罪总是一种放弃，放弃收益、爱、认可、健康甚至生命。赎罪在某种程度上会带来一种释放感，因为它承认了平衡的需求，并依据其所造成损害的程度去达到平衡。

就此意义来说，赎罪是让个人感到释放的方式。从"罪有应得"的角度来看，有罪的人以受苦来赎罪，可能也会令那些受害者感到些许释怀并得到安慰。借由他人的损失而找到平衡，可能会减轻一些痛苦，但实际上这种方式并不仁慈，也解决不了问题。

真正的解脱只能在为受害者服务并使其受益的行动中找到。这个行动必须对受害者、对自己以及对我们所属的团体都有好处——这里的好处指的是进一步推动我们彼此卸除原有的包袱。愧疚感提供了此行动中所需的能量，然后这先前的沉重包袱便转化为了力量。

正义

而我们也担负着加害者的愧疚感，然后可以通过所谓的正义来寻求补偿。换句话说，除了要求赔偿以达到平衡之外，我们还希望对方受苦。如此我们也变得不仁慈，因为所期望的这种补偿是将我们分开而不是把我们带到一起。

但是，当同意我们所遭受的不公平时，尤其是想到我们也曾伤害过他人，然后就会从这种情况中获得行动的力量，以支持并帮助他人。这种做法使我们更仁慈、更宽容，并且与自己以及其他人所

属之团体的联结更加紧密。这是以一种特别的方式，让我们从别人
对我们所造成的伤害中获得解脱并成长。

补偿

当然，当我们通过补偿寻求平衡时也是为整体服务，但不要带
着情绪和索求而走向极端，因为我们内在已经从伤害中获得力量并
且放下过去所失去的。我们甚至在要求赔偿之前就已经释怀。因
此，为补偿而进行斗争，其结果本身对于缓解焦虑几乎没有帮助，
我们也无法从中得到任何东西。

妄想

关于对与错的想法进一步加重了我们的负担。我们所归属以及
为了生存而必须依赖的团体，经常受制于一些与当下觉知相矛盾的
观念。譬如关于什么是有帮助的或是有伤害的神奇想法，或者是害
怕世代相传的影响，这些与任何逻辑都完全相反。谨守某些戒律和

执行各种仪式以保障生命，尤其是死后生命的观念，就是这种备受珍视之思想的例子之一。许多宗教和传统观念促进了这一点。在此我们进入一个精神领域，阻止了某些感觉甚至强加惩罚，以便恫吓并压制那些认为信仰与现实之间可能存在一些矛盾的真实想法。例如，上帝想要有人以血献祭的想法，就像那所谓的上帝之子的死亡与殉难，或其门徒之血的见证一样，仍然很普遍。信徒们想要理解这个想法中存在的矛盾时，首先会怕被排斥，更何况是要大声说出这个想法，这必然会引起恐惧。然而，那些敢于思考的人会感受到一种释放，即使这是秘密进行的。

灵性自由

严格说来，我们只有在通过对真理的感知与洞见而获得精神自由的状态下，才可能思考。在这个层面上，思考确实是哲学家的领域。然而，具体思考某些想法，甚至宣扬开来，或许一开始只发生在小圈子中，这个小团体的灵性场域发生了变化，并为其他人打开了一扇门。

纠缠

我们最沉重的负担来自家族命运无意识的纠缠，例如，当我们无意识地被迫承担了家族中被排除在外的成员之命运时。在此情况下，我们可能会跟这个人有同样的感受与行为模式，并变得非常不快乐，甚至像他一样死去。在这些纠缠的背后，超越个人的强烈需求正在起作用。紧紧抓住并控制了那些不知情的人，良知的力量在此运作着。如此多人以为这样的感受和体验是来自个人的力量，以至于个人难以与其保持距离并从外部去感知——能付出相当大的心力在灵性上有所成就的个体很少。换句话说，这种努力也只有通过哲学洞察的方法才能成功。唯有如此，引起这些纠缠的法则才会被揭露出来，以便能被觉知和理解。这些纠缠及其后果感觉上像是难以捉摸的命运。唯有通过此哲学洞察的方法，才能摆脱这些纠缠。

宗教

在宗教团体中，宗教教义被视为构成宗教的思想，且落实于具体行动如：祷告、仪式、献祭、牺牲。

神的形象

宗教的内容各不相同，尤其是在他们的神之形象上。他们的神被认为是运作于一切事物背后的图像。根据这些图像，出现了特定的教义，以及特定的戒律和禁令。这些都是为了让个人与其团体触及这一切背后的更大力量，并保护个人及其团体免于失去与这种力量的联系。

这些图像及其产生的希望、恐惧和修炼大多可追溯到古代的思想和传统。但这似乎只是看起来如此，这实际上是源于人类的灵魂，并非个体的灵魂，而是一个更大的共同灵魂，这其中有与许多人相互联结并同时共振的集体灵魂。然而只有一部分人通过这个灵魂而联结在一起。从狭义或广义上来说，他们都具有血缘关系。他们的神之形象与先祖之父或原始之母的形象没有太大差别——这图像给了所有成员一个共同的起源的想象。这个宗教是一种部落的宗教。

这些图像也指出了外在世界背后的生命力，但其含义较为直接：它们是感官的、朝向健康和丰饶的，并具有深刻的神秘主义色彩。由于个体需要食物和水才能存活，所以部落的男神和女神是与先祖的父亲和母亲联结在一起的。他们也以血献祭：人类甚至也可以被作为祭品，他们认为如此便可以让众神仁慈地关照活着的人，认为人类的这些牺牲能影响众神，认为神秘的仪式和修炼能说服神按照其愿望和需要来为个人和团体服务。这意味着这些神灵可以通过"魔法"被人类操纵。

神的家族

所有宗教都有一些共通之处。它们像是信徒的大家庭一般。因此，成员们的行为就像正在寻求父母亲保护和支持的孩子们。但这样的帮助与其初衷渐行渐远。

无神论者在对抗宗教时也深陷其中。他们也像孩子一样，但这些孩子是想要反抗父母并争取自由的孩子。

基督教内部的改革运动希望将教会变得更像个家庭，让他们可以在其中更像是回到家一样。他们也是教会的子女，就像孩子一样，他们仍与教会及其上帝联系在一起。

宗教的场域

为什么这些联结没有得到更大的关注？原因之一是那些与教会联结在一起的人，无论他们是接受还是拒绝，他们都在同一个灵性场域内移动，在这个场域中彼此共振。鲁珀特·谢德瑞克（Rupert Sheldrake）称之为形态形成场，因其具有固定的结构。所以，它只能允许某些特定的知觉存在。那些危及场域凝聚力的人仍被排除在外。此处的场域是盲目的。

我们在宗教之外也发现了这样的灵性场域。某些政党形成了一个类似的场域，像共济会、科学院或主流公共舆论等组织。属于这些场域的追随者在其中找到了如家庭般的保护和支持，因此在里面变成了一个孩子。所有这些场域的共同点在于它们阻碍并禁止可能危及其存在的任何思想。

洞见之路

我们自己可以从这种束缚中解脱出来吗？我们应该这样做吗？那些将解脱变成"处方"的人，能够与信徒一起打造新的场域，从而促使新宗教的建立，像前人一样成为新的创始人。

但也许有某种洞见以及行动的途径可以摆脱这种束缚并走向更高的境界——达到一种涵容所有事物且领先一切层面的广袤境界。我在此所描述的就是现象学的洞见之路。

借此方式，我同时接触所有的宗教现象，但与其保持一段距离，并且我不带任何意图，最重要的是我不心存恐惧。首先，我对上帝的形象保持开放的心态。当我也在现实世界中敞开自己，并面对那移动着世界上一切事物的力量时，宗教的上帝有何效力呢？神的形象难道不是人们的形象吗？因为他们不仅是由人所制造的，也是由其所呈现的。我们能否在其中找到任何异于一般人的东西吗？还是说他们只是被略微抬高和夸大而已呢？这些神的形象有如父亲、母亲、统治者、国王、法官，以及愤怒和安抚、爱与嫉妒、施与受、拣选和摒弃的形象，这些难道不都是人类自己的形象和行为的极端化表现吗？我们为何要赞美并感谢上帝，在他面前恐惧不安，乞求并试图赢得恩典，为其而战，甚至为其而死呢？这些图像仍持续存在，因为这是一个场域的记忆。我们难以从中脱逃，即使很多有想法的人也是如此。

仪式

关于祈求、忏悔和献祭的仪式是什么呢？这难道不是原始恐惧所引发的集体疯狂的表现吗？到底真正的原始恐惧是什么？是担心被父母遗弃和驱逐的恐惧。这种恐惧的对象转移到了一种被抬高了的父母形象上。

而且，除了违反家族规范的行为之外，在这些图像和仪式中扮演着如此重要角色的罪，现在移转到一个古老的先父或先母身上了吗？我们对于罪的恐惧，除了害怕失去自己在家族中的位置外，在此扩大成害怕失去在宗教团体中的位置了吗？

另一种奉献

认识并理解这些联结，是否意味着我们可以让自己从这些图像中解脱出来呢？若愿意朝向洞见之路并进入空无的核心，我们或许可以得到某种程度的释放。这是净化之路，带领我们进入感官的暗夜、灵性的暗夜、意志的暗夜，以及灵魂的暗夜。在伟大的宗教中，许多人已经走过了这条道路。他们将神的形象抛诸脑后，也把期望和恐惧一并丢掉。

超越宗教的界限，老子生动地描述了这道路。他可以没有神和仪式，让心境全然沉浸于那神秘的极限中，他称之为高深莫测的"道"。

我们也在伟大的哲学家们那儿发现了这条道路，像是赫拉克利特。他因为走进黑暗中而被某些人称为晦涩者——尽管这不是一个恰当的描述。

我们如何才能靠自己走过这条道路呢？通过归于中心。我们同意一切如其所是，即使对宗教也如此，摆脱信仰，从期望和对其的依恋之中释放自己，并在这空无之中如如不动，仅安居于一切如是的境界。这种安住是归于中心的，并且是没有理性在起作用的。就只是在那里，在未知之前，没有过去或未来。这种"临在"是宗教性的存在，是所有宗教都力图达到的终极之所在。那是纯粹的宗教，没有图像，也没有匮乏感，在如如不动中自愿臣服，在超然的同时又能护持本心。这种心境可被体验，却不带有情绪，卓然独立又能相互联结。在此场域中我们生而为人，与其他所有人同在，没有任何索求，只是在一起。

心的洞见

　　为了获得对事物本质的理解，我们通常必须转向某种至今仍令人感到神秘的未知情境。这个转向意味着我们对此情境倾注全部的注意力。而我们也带着爱与尊重转向它，因为此情境中的议题与我们有直接的关系。我们想要知道那些对我们个人而言最重要的事，因为这与我们迫切相关。譬如，也许我们想要知道男人与女人之间如何才能幸福地相爱以及在此过程中可能遭遇的阻碍，也许他们虽然相爱却无法相处。我们的心中盘踞着这种求知的渴望。我们无法理解那些自己漠不关心的事，这些事只会避开我们的视线并消失在我们眼前。

尊重

　　衷心地转向那些我们希望理解的事物，是迈向理解之路的第一步。衷心地转向那些我们的疑问所涉及的事物，意味着我们与之共振。我们想要理解的东西，必须是安全的，不受我们的干扰和控制。它要确保我们是从内心去尊重它，并且想要去理解它的这一动机与服务生命整体的目标一致。我们可以说，它是想确认我们的探询是否基于爱，是否在为爱服务。

这或许是我们无法充分理解的原因之一，尽管这种理解对我们以及人际关系非常重要。

获得本质的洞见，首先要求我们站在那仍对我们隐匿的事物之前，并保持静默。在这静默中，放下自己的期望和意图、放下我们对知识的渴求以及对那即将向我们揭露的事物的恐惧，这包括了那些会迫使我们跟迄今仍固着的思维告别的事物。

唯有当我们以此方式真正敞开自己并准备好去迎接未知时，才会有某些事物从黑暗中浮现，并展示于光明之中。但这些展现绝非我们所理解的被动客体。它向我们走来，与我们相遇，影响了我们灵魂和灵性中的某些东西。因为在它展现自己且如闪电般击中我们之后，甚至可能会压倒我们，接着使我们改变，避开我们的掌控并再度沉入那未知的深处。然后我们可能会忘记它，尽管它确实触动了我们并使我们整个人都改变了。

和谐

因此，这种洞见不能被一概而论，不能像可以被支配的东西一般来被传递。若我们想要与任何人分享这洞见，都需要那个人采取相同的步骤去行动。对所有人来说都是如此——这种洞见需要带着爱和尊重的关注，并要求我们敞开自己去迎接它揭示的一切可能。这需要静默并放下意图与愿望，以及改变我们思想和方向的意愿，并且不去担心后果。因此需要在我们所寻求的洞见之前，与那可能自我揭示的一切共振。然后我们彼此也可以产生共振。当我试图传达我的洞见时，他人将会开始与我共振。突然间我就可以将这些洞见转述成语言让别人可以理解。接下来的过程将有助于我与他人共振，我对其理解也加深了。

其他在没有共振的情况下听而不闻的人可能会听到相同的话语，也许会发现这很有趣，或对这些洞见提出一些反驳，但他们并不了解真正被揭示的究竟是什么。他们并没有被本质的洞见触动，这些洞见瞬间离他们而去了。

这种本质的洞见要求我们去行动，为行动创造空间并提供支持。但只适用于那些亲自去了解之前的酝酿过程并认可此行动的人。从理论上来说，那些只看见行动却没有自己从其源头接收到洞见的人，也可以试着重复这些行动，但若无洞见，行动会"离他们而去"，且没有任何效果。

认识神

上述我所体悟的根本智慧是关于神的终极知识，然而却超越了我们过去对于神所造的任何形象。在此变得相当明显的是，唯有当我们在静默中带着爱和尊重对那可能自我揭示的一切敞开时，我们才能获得这智慧。唯有当我们对其完全敞开时，我们才能收到这种智慧的礼物，充分准备好被触动，无论那触碰是轻柔的还是强而有力的，无论我们的思想和生活会发生什么样的变化，作为一个整体，它会要求我们放下我们自己所有的期望，不带任何意图，最重要的是，不心存恐惧。

这智慧将我们与那些护持并推动一切的力量联结在一起。因此它要求我们行动并让转变成为可能。这种智慧与最伟大的事物和谐一致，并从中获得力量和独特的功效。

带着爱和尊敬转向某些事物就是将自己融入奉献中，那是一种不带任何意图或倾向的奉献，直到遇见了这意想不到的智慧。

然后，它在智慧的共振中移动，但一直持续到它融入这样的共
振中。

启蒙①

启蒙这个词有三层含义：

首先，我告知某人一般情况下可获得的知识，即当时他还不知
道的知识。在此我展示某些东西或是分享他人所需要或想获得的一
些知识。只要我不带着傲慢的态度，就通常会让人觉得有帮助并且
感到舒服。

其次，我向某人解释一些对他来说神秘的事，譬如在某些时候
对孩子们解释一些生活的事实，或澄清隐藏的连结，例如犯罪的原
因和情况。这些信息通常也会被看成一种释放。

最后，启蒙可以触及某个禁忌话题，即人们不被允许知道的一
些事。这些禁忌通常是某些让团体凝聚在一起的信念或迷思，并规
定什么样的思想和感觉才是被允许的。那些将隐藏的东西带进光明

---

① 启蒙在德语中有两个不同的词："Erleuchtung"一词适用于灵性上的启蒙；
"Aufklärung"一词意为整理、澄清并阐明某些事实。

的人则不理会禁忌——譬如，一般共同信念的荒谬性——他们打破禁忌。团体会认为打破禁忌是一件危险的事且通常会以驱逐的方式来惩罚罪魁祸首。在所谓的异教徒或其他叛离者的命运中可以看出这种启蒙后果的严重性。

服从者的启蒙

通常异教徒和异端分子只指出一个他们认为糟糕的事，而没有阐明为何某些普遍被接受的信念实际上是多么站不住脚。这是哲学家和科学家经常做的事，而通常只做到某种程度，因为某些学派的代表们表现得像有坚定的信念。他们没有仔细检视其信念的哪些部分可以通过实际经验来验证，不承认这些信念已走到良知无法跨越的边界。

有益且必要之启蒙的意义在于坚持真正能被感知和体验的事实，且必须抵抗所有信念的劝说与压力，这些信念藐视甚至抹杀了从现实经验中所获得的洞见。

主要是什么在抗拒这种启蒙呢？什么动摇了这些信念的基石以及哪些庙堂会因启蒙而倒塌呢？那么什么是真正抗拒启蒙并成功地

为自己辩护的终极禁忌呢？

最后的禁忌

最后的禁忌是良知。许多人问：我们的良知不是神圣的吗？不是至高无上的善吗？我们难道不该在所有的情况下都遵循良知吗？

当我们遵循良知时会发生什么事呢？人们会互相对立，一个群体声称另一个群体违反了良知或根本没有良知。在家族系统排列的案例中我们看到，良知因人而异，也因群体而异。当我们要求他人应当遵循和我们一样的良知时，我们其实是在要求他们不应拥有自己的良知。这样做的时候，我们要求其他人违反自己群体的良知，这意味着将危及其对于自己赖以生存之群体的归属权。

恐惧

任何不被我们的团体良知所认可的行为都将危及我们的归属权，并威胁到我们的生存，在此范围内，良知是至高无上的。基本上此良知最初是一种生存本能，它立刻告诉我们该做些什么才能在团体中维持我们的归属感。因此，个人良知不可能存于可自由选择自己态度和行为之人的感觉中。由于恐惧而遵循良知的人们，只是害怕被他们的团体排除在外。

良知是我们对运作于原始团体的规范的内在感知。甚至在我们开始考虑那些规范前，它就会以一种即时性的，有时是身体上的不舒服来警告我们不可偏离它。仅仅是尝试有意识地觉知这些规范，都会带来不适。这种不舒服就是因为感受到了坏的良知。

后果

我们在团体中的生存法则被转变成不可置疑的价值观，这构成了我们认同的基础。团体的规范形成了我们生存的地图。许多良知的要求是如此根深蒂固，以至于我们认为这种认同是我们的天性。任何想要有所不同而对这种认同的某些部分产生怀疑的人，都可能被视为具有威胁性的，我们或许会以焦虑或防卫作为反应。我们失去了方向感。当具有不同良知、不同的本能行为、规范和价值观的人们突然靠近我们时，我们都可能会感到茫然而不知所措，从而陷入恐慌。或许可以将恐慌描述为我们的日常反应在某种可怕的情况下失常了。当某一个体或团体的良知与另一个体或团体的良知产生冲突时，很容易引发生存上的斗争，甚至斗到你死我活的地步。质疑我们团体的生存法则，对我们的认同是一种威胁，威胁我们在世界上行动的能力，进而威胁到我们生存的能力。我们无法遵循其他团体的生存法则，只能按照我们自己的团体来运作。

当每个人都遵从自己团体的良知时会有什么后果？由于良知因人而异，也因团体而异，不同的人和团体在遵循其良知时，会关注各自不同的方向和目标。在遵循各自不同的良知时，他们宁愿让自己和其他个人及团体产生对立，试图自我防卫、甚至毁灭他人，而不是在任何层面上与对方联结。同样地，他们认为别人的良知是对自己良知的威胁，因此也是对其团体和本人的威胁。

质疑

质疑我们自己的良知不仅关系到个人的认同；这种质疑意味着检视我们的团体规范以及其所允许感知的内容。首先，这意味着质疑我们的宗教信仰：我们的神、我们在上帝眼中的特殊性、我们的天堂以及地狱。也意味着质疑我们为辨别善恶所定义的观念，以及这种辨别带给我们的权利和依此建立的道德规范。

在伟大的宗教中，关于神的概念，是依据成员自己的信念将其描述为道德典范——选择了某一批人，拒绝了其他人。难怪如此清楚地阐述此上帝形象会遭遇相当强烈的反对。当这个上帝的概念伴随着其所带来的恐惧和希望时，其人性化的一面就被揭发了，害怕这是对自己团体的凝聚与生存的重大威胁。

当然，这同样适用于其他类似的信念，譬如以政治正确作为一种默许的共识所约定的思想准则。任何质疑都会引起类似的恐惧和抗争。

但我们自己的团体是否真的受到了启蒙的威胁呢？这种启蒙难道不是准备好让我们意识到所有人及所有良知都是平等的吗？难道不能剔除这些团体唯我独尊的单一性，从而遏制傲慢吗？这种启蒙难道无助于和平吗？

展望

这种启蒙的未来是什么？回答此问题时，我们必须谨记在心的是，这会导致很多人的恐惧。并且若摆出了优越的姿态，就仿佛代表了一个更好的良知，那将会变得危险或不着边际。因此，启蒙不能像是另一种信念或以个人狂热的方式被表达。这仅指向每个人都同样可以观察和理解的事物。

这种启蒙的根本洞见是一份礼物。在这些洞见中所有必要的一切，都被一种无人能操纵的力量所承载和影响着。这些力量在恰当的时候自行发挥作用。这种启蒙保持谦虚，知道自己与这些力量共振并平等地与所有人联结在一起。

由洞见带出行动

帮助

互相帮助

在帮助他人时，我们会试图做一些对别人有益的事。我们想要给予他们所需要的东西。帮助他人令我们感到宽慰，因为我们自己也曾受益于他人的帮助。这促使我们在其他方面伸出援手。因此，当我们友善地提供帮助时，比起用金钱来偿付会感觉更好，后者是将我们所接受到的视为个人财产。帮助是人类一种深层的需求，它将我们凝聚在一起，尤其是在我们互相帮助的时候。

拒绝帮助

有时我们甚至会在别人不需要或当他们期待一些我们所无法给

予的东西时去提供协助，因为我们没有他们所需要的或没有立场去给予。这种帮助没有将我们凝聚在一起，而是让我们分开。当我们在这些情况下避免去帮忙时，可以保护他人免于受到我们的伤害。同时保护了我们和他人免于受到在此状况下的帮助所可能带来的恶果。这种拒绝以一种好的方式厘清双方的界线。我们彼此保持独立，然后能以另一种更自由的方式相遇。

助人的序位

助人有个序位。好比一对夫妻之间彼此的协助与交流，若超出了平等交流与协助的位置，在提供帮助时就须有所改变并调整。当某些人依赖他人时，譬如孩子依赖他们的父母，那么帮助主要是由上而下的。孩子心存感激地接受父母所给予的。在此，感激是回报恩情的恰当方式。这是对这份礼物和给予者的承认。给予者感到被认可但并不期望等值的回报，无论如何，父母和孩子之间永远不可能存有等值的回报。衷心地感激也是一种报答的方式，即使是由下而上的，这允许接受者保有这份礼物并当成自己的东西一样来用，好比是一份可以传承的礼物。以此方式来帮助是持续地往同样的方向传递下去，由上而下，并且与帮助的序位和谐一致。

违反自然序位的帮助

当那些低序位者想以违背自然流动的方式给予那些高序位者，仿佛他们在上而对方在下时，序位就受到了干扰。他们试图以此方式来帮助自己的父母，尤其是在生死攸关的议题上。然后孩子们可能会想要承担父母的命运，好让父母从中解脱。当他们看到父母其中的一位莫名地走向死亡时，孩子会想要代替父母而生病，接着甚至会死去。在这些情况下，父母也许还会感觉到某些慰藉，且乐意将自己的重担放到孩子们身上，牺牲掉孩子来让自己好过一点儿。这起始于命运共同体的运作，晚辈因此为长辈付出了代价。但这是一种颠倒序位的帮助，因为父母给了孩子生命，却又将它拿走。

当我们以自己的命运代替他人的命运时，我们便没有活出自己的生命。而且当我们承担他人的命运时，就夺走了属于他们的命运，同时失去了我们自己的命运。两者都注定要失败。

当然，从某种程度上看，这只是粗浅的讨论，因为最终没有人能免于与他人命运的纠缠，也没有人能摆脱他人为自己所承担的罪恶感。但若能了解助人的序位，我们或许可以——即使只是偶尔并且在有限的程度上——避免给自己和他人带来最坏的结果。

助人作为一种专业

除了平常的互相帮助之外，还有医护、心理治疗、社会工作、牧师、教育和哲学等领域，将助人作为一种专业。

在某种程度上，也许每个职业都是一种助人的方式。然而，有个超越日常生活的助人层次，涉及生死议题，对于接受帮助的人来说，是性命攸关的问题。这种帮助需要特殊的领悟和能力——或可视其为一门艺术。

助人的艺术不仅仅是知识，也远远不只是一门生意的技巧，尽管这些已达到某种艺术层次。然而助人的艺术是以与生命的广大联结并与其原貌和谐一致之深刻洞见为前提的。

这门艺术建立在哲学的基础上，是由此涌现的应用哲学。总之，它并非只针对个人及其生活、发展与生存的需求，而是服务于其所属之整体并与整体共振。

助人的序位是什么，及其所要求并禁止的是什么？我们无法从求助者个人所表达的意愿、希望和他们的期待中推断出来。我们在洞见的道路上发现这个序位，在此可以看穿表象并觉察什么是人际关系中的关键。在洞见之路上，我们得以感知自己在特定的时间内能做什么、被允许做什么，甚至是必须做什么，以及什么是我们碰不得的。当我们拒绝去做被允许甚至是被告知的事而忽略了这一点时，或另一方面，当我们做那些不被允许的事情时——不仅将求助者置于险境，也将我们自己置于险境。而当遵循一个洞见时，我们别无选择，只能依其采取行动。

通过阻抗来帮助

在此简短说明关于内在的成长。成长一方面需要滋养，另一方面也要求在面对障碍时有自我坚持的能力。许多助人者将自己限制在抚育、关怀和同情中，且因为害怕引出必要的阻抗而不让来访者面对他们自己的情况。这种阻抗将会让来访者有机会经由坚持自己的需求而成长。在这种坚持中，他们可能会找到自己的力量，来为自己争取并面对必须自己去做的事，而不是将它们留给别人。

尊重

尊重一切如是

　　哲学途径的洞见引领我们经由感官的暗夜、心灵的暗夜以及意志的暗夜进入空无并带出结果，结果之一就是我们必须尊重一切如是，而不是希望有任何不同，即使感觉到这些似乎在与我们作对。带着尊重，我们认识到一切如其所是地存在并且发生了，因为有个创造性的力量在其中运作着。这力量决定了所有可以、可能和必须做的事，平等地在我们所有人当中运作着，并将每个人拉向它。当我们将自己交付给这创造性力量时，我们必须接受所有人在此都具有相同的价值、重要性和意义。尊重他人，尊重一切，包括尊重自己，能让我们对这创造性力量的尊重不再有所分别。总之，这是站在一个不可思议的奥秘面前的尊重。作为一种内在态度，这尊重就是虔敬。这是臣服——在未知面前纯粹地存在着。

尊重对立

那些想要另一个所谓更好的世界并准备为之奋斗的人是怎么样的呢？他们对于人们怎么会有不同的意见感到纳闷，提出了许多他们认为必须受到谴责的行为和状况来作为例子。但这同样的创造力正在他们身上产生作用。那么答案是，我也尊重他们，而不是反对他们。

因此，尊重并不意味着只尊重一方，而是也尊重与其对立的另一方。同时尊重光明和黑暗，生命与死亡。尊重也意味着尊重其对立面，尊重两者之间的冲突、不平衡与不公正，以及再度趋向平衡的移动——朝向一种认可对立双方的平衡。

核心

当我们同意一切如是，就与所有事物联结在一起了。看起来曾相互对立的双方正在我们内心和解。而仍保有其本质，并未因此改变。只因当我尊重对立的双方时，我的内心不再对立。在那作用于所有人的力量之前，我还是一样地臣服。这样我让双方处在同一个核心中成为一体，吸引一切融入其中。

在此，没有什么可以反对的了。在此，好与坏之间的界线逐渐消失。没有对立的双方，双方相互包容，超越自我的局限，一同在整体中发挥其功效。

我们行为的结果

当我们同意这种洞见及其结果时，接下来会发生什么事呢？

首先，我们还会对自己的行为感到遗憾吗？还是有任何的罪恶感，或是希望事情有所不同呢？现在我们可以接受一切本来的样子，好与坏、欢乐与煎熬、喜悦与痛苦。我们可以看到一切都依照着相同创造性力量的意志，并在创造性力量的光芒中让我们经验到，然后可以接受并爱其本来样貌，那是给我们的礼物，也是对我们的要求。

其次，我们的行为给他人带来什么影响呢？譬如，当我们以这种涵容一切的尊重看待自己的父母、手足和祖先，所有一切突然变得有尊严并且伟大。然后以我们自己的方式，知道自己在他们之中是伟大而有尊严的。而我们当中没有人能凭借自己个人的能力或成就而伟大。同样的阳光照耀着我们所有人。

关注

人们互相依赖，这是很明显的，而且往往有必要寻求他人的帮助，并帮助他人。问题在于寻求和提供帮助之前，能否先尊重自己及他人的灵魂和命运呢？这出于尊重的行动找寻共振，依靠那超越了祈望的力量，并赋予洞见，以让我们领悟什么才是恰当、必要和可能的。

采取行动

当我们被赐予这种洞见时，往往是惊讶的，这与我们所预期的大不相同。这种洞见经常会引起一些震荡，因为一旦我们获得了洞见，就会开始行动，而我们必须允许行动的发生。这要求我们带着肯定与力量采取行动，毫不犹豫。

这洞见需要我们的尊重。尊重体现在臣服于放下"我执"的移动，既不存在又全然地存在。

渴望

反向的移动

渴望所移动的方向与尊重相反。当尊重停止时，渴望往前推进，它想要拥有尊重所放下的，并在尊重等待之处肆意行动，只有当尊重开始时，由期待所推进的行动才会结束。渴望的移动是在一个混乱的空间内绕圈。因此它也是产生新洞见的障碍。

渴望的根源

渴望的根源是什么呢？孩子们有最多的渴望，因为他们的想象力无边无际，尽管是盲目的，他们的渴望还是很可爱。这种渴望被表现在一首儿歌中："亲爱的妈妈，当我长大，我会为你做所有的事。"但孩子们不会等到长大才去做。当他们看到父母背负着重担，就想为其承担，想要拯救自己的父母。他们想象自己有能力扭转父母的命运，从而采取行动。但他们的行动却是一种僭越，譬如，孩子想要死去，好让母亲活着或让父亲留下来。而他们的作为是徒劳无功的，因为他们缺乏洞见去了解什么才是有可能并且符合现实的。

当成人渴望之时，其渴望中也有孩子气的部分。无论如何，成人可运用其他方法并拥有更大的力量。我们依然可以看到他们也想以其热切的渴望拯救他人。他们热切地渴望服务于某个团体，以进一步发展此团体的威望和权力。但在这项任务背后，有父母的形象作用着，尤其是母亲的形象。因此，这种渴望也是坚贞不移的，这是孩子对母亲的忠诚。

助人的渴望

许多助人者表现出类似的热忱而不知自己的局限。母亲的形象也立于其渴望的背后——他们带有一种孩子般的爱。因此，他们往往缺乏对求助者和案主的尊重。但没有尊重就无法感知对方的差异性而产生洞见：进入另一个家族、另一个命运以及其他的挑战和局限。这样的助人者将注意力集中在个人身上，很少考虑到父母及其所属团体，就像那想提供帮助并且只看着父母的孩子一样，没有看到父母处在其中的更大整体。

自以为是

热切渴望基本上是自以为是的。狂热的人将一些没有被授权的也不是真有能力去做的事情抓在自己手中。这样他们必定失败，因无人能成功地反对那影响着一切事物的终极真理。然而狂热的人也值得我们尊重。那些仍带着尊重的人，冷静地保持一段适当的距离来观察这种热情。

此外，狂热阻碍了通往洞见的道路。就其本质而言，狂热是狭隘和盲目的。当我们注意到内在有股狂热的骚动时，我们可以感受到自己的目光是如何变得狭窄，以及有一种被某些东西控制住的感觉。我们不仅失去了对他人的尊重，也失去了对在他们身上运作的终极真理的尊重。对于这终极真理，我们也变得狂妄了。那么我们如何才能与之保持共振，然后在这种共振中敞开，并准备好进入这平等地容纳一切且各归其位的终极真理的洞见之中呢？

谦虚的行动

不过，洞见总是未完成的，从未有结论。出于此洞见的行动必须是谦虚的、流动的，它对新的洞见敞开，因此也是柔韧的。这行动并非狂热，而是保持沉静和放松，且不因新环境而偏离轨道。它反而能认出变化并重新调整线索，将某些事情放下。这是谦卑的行动，能在新的状况发生时立即转变。

当我们感到狂热在内心涌现时，这是在提醒我们该暂停一下了，注意感官信息并注意现实要求。以此方式，当我们的狂热被意识到并被理解时，就变成了一种讯息，让我们对事物本质的感知更加敏锐。当我们的狂热暂时停歇，且未被迫采取行动时，我们便允许下一个洞见和步骤接着发生。

辽阔

辽阔的凝视

我们以一种接近于空无的方式获得灵性与灵魂的扩展。这也是一种双向的移动：朝向却又离开那通往广阔的道路，并凝视其无边的广阔，让我们从封闭和狭隘中释放出来，也让我们从精准、果决、定义及明确中解脱。这路径同时通往四面八方。这凝视可以让我们同时去感知许多人，包括彼此对立的双方。它对一切都同样地敞开，因此是朦胧且隐约的。它不仅仅是一件事物或一个方向。我们依然待在这朝向虚空的凝视里归于中心。就字面上的意义来说，归于中心即众多事物同时集聚在中心。归于中心同时停驻于表象，既近又远，广阔且舒展，却仍然在中心。

广阔的认知

当万物各归其位，认知就变得广阔，因此也能自行从中获得解脱。只因放得下，就能保持内在凝聚，在如如不动之中将一切拉向自己。这认知被万事万物所填满，同时又被其清空。

如此的广阔让本质性的领悟成为可能，因为没有任何东西被排除在外，且仍有很多聚集在中心。

这种广阔也使必要的行动成为可能。当我遇见他人、面临新的情况，以及对某些老问题毫无对策时，精确的观察很重要。这是我在必须采取具体行动时，与实际情况保持联结的唯一途径。随之而来的启示也超越其自身。唯有当我将自己敞开于具象后方的广阔时，启示才会让我与其背后的本质接触，这样我就能依此采取行动。

把具象作为联结点是肤浅的，例如，我一开始从字面意思去理解别人对我的评价，但当我注视他们时，可能会感知到与他们所说的完全不同，甚至是相反的东西。这弦外之音被我同步感知到，且超越了语言文字。即使我的回答或行动看起来似乎在远离此人，但是实际上我是与他及与他相关的事更接近了，也对这个人有了更大的尊重。

但如果我错了呢？广阔能涵容错误，因为在广阔中，错误可被修正，甚至能引导出更深的洞见。对错误的恐惧避开了尝试及产生不同洞见的可能性，事实上，洞见允许并迫使新的行动方式展开。没有错误就没有进步，最终也就没有广阔。

关于整体

当我说出"这是对的，那是错的"或"这是好的，那是坏的"时，我也失去了广阔的视野。带着这样的判断，我就脱离了另一个事实，从而变得狭隘。我行动时，必须决定朝着哪个面向，然而当我承认其对立面而不加以评断时，则能与其保持着联结。

尽管我可以在我的观点和尊重中包含所有一切，但我的行动却无法做到这一点。在我的行动中，我是有所限制的、谦虚的，我是个凡人。然而当我承认别人的行动也是重要的，同样给予其行动一个有意义的位置、基于整体的观点而对其价值不带评断时，即使我采取了自己的行动，仍保有广阔的视野。

在广袤中行动

这种视野如何影响我的灵魂呢？类似于洞见的发生。正如洞见
浮现的过程一样，在我超越具象和群众来到与本质相遇之处时，我
的行动不仅与当下有关，也能带出后续的发展，纵使它仍在具象之
中。借由对他人行动的尊重以及视其为有意义的表态，我的行动对
我自己和他人都变得有意义了。

深度

深度与神秘莫测、遥不可及且隐而不显的意象有关。我们会谈到深刻的思想，也会提起深刻的爱、深切的渴望、深度的信仰、深深的喜悦和悲伤。

奥秘

什么是深度的本质？在沉入深处之前什么是独自分开的？众人在某种深层的意义上汇流在一起，这使我们难以再区分出各个部分。在深处汇集众人成为一个整体——无法再区分出个体——而作为整体的一部分被感知。因为从整体中找不到个体，整体对我们来说变得神秘。尽管我们无法觉察它就在那里，却因为它有持续不断的流动和创造力，它似乎是源源不绝的。

在此意义上，所有伟大的艺术都是神秘且深刻的，每一个本质上的洞见也是如此。我们的知识仍有一小块未解之谜，然而在这一小块中，我们可以觉知整体。因此，每一个洞见都让我们更敞开，并且保持这种开放的态度。这本质上的洞见、这深刻的洞见，永远不会到达尽头，而那本质上的真理也是如此。

整体

深度总是将我们全然地掌握住。深切的爱和深深的渴望完全掳获了我们，而且没有止境。深度的信仰也是，它并不重视特定的细节，如教义或形象，而是指向奥秘，栖息在难以理解的奥秘中。深度的信仰只能存在于深不可测的奥秘之中，正如深刻的洞见是对此莫测高深之境界的洞察。

那么深沉的痛苦和深深的喜悦是怎么回事呢？当我们完全被掌握住时，就是在那里，变成一道发自"内在"的光，静默且神秘，在整体中揭示了生命的奥秘。

行动也有其深度。当行动来自深刻的洞见、深深的爱、深度的信任、深切的悲伤和深深的喜悦时，它就是从深处带出的行动。在灵魂深处的工作，并不会因其碰触和话语所产生的特定效果而变得清晰可见。唯有在这样的行动中，我们的洞见才能被证实是根本而深刻的，以及我们的爱、信仰、喜悦和苦难亦如是。

丰盛

丰盛的反面是什么？是浅薄、肆意、思虑、思想苍白无力、喧闹、忙碌、仓促和欺骗。

什么会引领我们进入深处？生命以其自身的丰盛将我们带到那里，当我们投身其中时，那最伟大深沉之处在于我们自己的死亡。生命中所有的深度都为我们准备好了：深刻的洞见、深切的爱、深度的信念、深入的行动、深沉的苦难。然而，最重要的是，这些是我们努力生活的成果，我们在奉献和喜悦中臣服于终极奥秘。

期望

限制

通过我的期望，我与某些事物相连并将它拉向我。通过期望我抓住了它以前的样子，从这个意义上来说，我掌握了它。因此，我再也无法释放我所期望的而让它自由。

也有一些事物和人等着我，期待我的一些东西。将我拉向他们，抓住我，控制我。

期望可以是相互的。这就创造了一种特殊的联结，例如夫妻之间的期望，或父母对子女的期望以及孩子们对父母的期望。

敞开

有时候我们并没有抱有期望。也许是因为曾失望过，所以我们没有进一步的期待，或我们可能只是对某些意想不到的事物敞开了自己，准备好去面对它了。正因我们不再以期望将自己和他人捆绑在一起，我们也就不会限制彼此，一些新的、自由自在的东西就显现出来并维护我们，并且是以一种灵性的方式。例如，突然出现的意想不到的决定性洞见，就像在蓝天中瞬间划过的一道闪电一样，会带来出乎意料的成功。我们像是收到了一份让人感到特别喜悦的礼物。

期望的反面是开放，没有意图地敞开自己。这是哲学的先决条件，即不带偏见地等待（因为等待也是期望的一种形式），并且没有恐惧（恐惧是期望的另一种形式）。它只是等待，在现象的丰富圆满之中敞开自己，直至本质核心从整体中浮现出来。以此方式呈现的事物总是与我们的预期不同。它将狭隘变得广阔，将浅薄变得深刻。最重要的是，这引导出摆脱现有限制之行动的应用，并将目前似乎仍分离或互相对立的事物重新联结，进入更高层次之整体和谐。

只有有限的东西可以被预期，期望带来了限制。而广阔性则在该来的时候来，该走的时候走。

谦虚

恰如其分

谦卑是专注凝聚的力量，因其不带狂热，且仍尊敬并臣服于更伟大的力量。我们从更伟大的力量中获得自身的力量，并在适当的时刻与这些力量一起行动。在行动中知所进退、恰如其分，并在工作完成后退隐，只在必要时保留其成就，接着放手，让双方再度自由。正是通过这样的放手，专注凝聚的力量就能启动，能继续产生效果而无须再依赖这力量。

谦卑的人也通过这种方式重获自由，过去的行动不会束缚他，已取得的成就也不会让他迷失自己，谦卑的人会再度集中面对新的行动。

勇气

谦卑臣服于一股力量且知道其强而有力地在一切事物中运作着。另一方面，谦卑对外界是坚定不移的，我们无法通过赞美或责备来使其偏离中心或使其对其他事物产生依赖。谦卑总是保持着一定的强度和力量，因而总能与那些平等地服务于一切的力量保持共振，它的强大行动力总会带来益处。

尽管处于归于中心的状态，谦卑也能启发他人。它能让人将门打开让他人通过，纵使可能将自己留在后面。然而，它有时也会让人走入令人退缩的那扇门。这些退缩的人害怕一旦进入那扇门，别人就可能会对自己有所要求。唯有与谦卑所遵循的力量保持和谐一致，他们才能领会谦卑之道。

洞见

这种谦卑源于洞见。这是实用的洞见。通过此洞见可获得高度的自主性，从而鼓起勇气在其他人犹豫的时候采取果决的行动。

助人，作为洞见的一种应用，需要洞见所赋予的勇气和自主性，因为洞见让我们知道在特定的情况下什么是正确的。因此，谦卑的人往往是孤独的，他们在团体中服务他人，并能从其中隐退且不受团体压力的影响。尽管他们低调退守，却仍与团体保持着联结。他们不受责任的约束，而且只在特定的时候才承担义务。

谦卑的人总是沉稳冷静的。他们留意眼前的事情和目标，且不被超出限制的提议所引诱。他们不向诸神或上帝祈求，如此也能保持独立，不论有多么动人的承诺或可怕的威胁。在仍对我们保持着神秘的创造性移动之前，谦虚一直居于虔敬之中，不受这些诱因的影响。当这移动带领我们时，就与之同行；当这移动过去了，就静止下来。

谦卑的人没有担忧，是平静、放松且安详的，因其已臻至圆满，并且具有智慧，因为他们意识到了自身的局限。然而在这局限中，他们享有这世界以及从其中获得的一切。谦卑的人不戴光环。

伟大

也有虚假的谦虚。这种谦卑逃避责任而非参与其中。在应该要求的时候放弃，在应该主导的时候服从。虚伪的谦卑害怕站在"首位"，即使这是唯一可以实现预期效果的位置。有时，谦虚的人唯有站在顶端，才有能力去执行洞见的要求。所以，当其与成就和任务和谐一致时，谦卑就要有勇气变得伟大，因此，变得伟大也是恰当的。

但是当引退的时刻到来时，谦卑则能崇高地从这个伟大中退出。虽然总是在路上，谦卑却同时已经抵达目的地了。

爱

丰盛之爱

　　爱流动着，像一股清泉从深处源源不断地涌入这世界。爱灌溉着干枯的大地，且平息了众生热切的渴望。是什么把活水给了这川流不息的源泉呢？来自深处的活水是从哪里开始汇集的呢？

　　我们的祖先像我们一样地爱吗？是他们的爱经过了世代的累积而汇集成了一片爱的宁静湖泊来滋养了我们吗？当我们回忆起祖先的爱时，我们的灵魂会变得更丰富吗？他们的爱是否会在我们的爱之中流淌呢，我们的爱是否会通过他们的爱而变得丰富无比呢？他们的爱是否会在我们的爱中回荡呢，在我们爱的诗歌中是否也有他们的歌呢？

纯净的爱

或许还有另一种可能性。当他们的爱因罪疚或严峻的命运而受到伤害、他们的内在因此绝望而崩溃时，我们的爱是否会变得恐惧、多疑、盲目且隐晦呢？他们是否会希望甚至期待我们这些子孙们，可以为他们克服或完成那些对于他们来说太过艰难的事呢？若事实果真如此，那么我们的爱在某个层面上就有着艰难的任务。从另一个角度来说，若我们将其曾被否定的部分带回到心中并感觉圆满，他们的爱就能在我们的爱中流淌，纯净且完善，闪耀着内在的光芒。

里尔克在《杜伊诺哀歌》中述说："看哪，我们相爱，不似鲜花只此一载；而我们之间，在相爱时，那比思想萌芽更古老的原始汁液，升腾于我们双臂之间，奔流涌动于我们的爱之前。"

有了这种领悟，我们的爱就变得更谦逊，对彼此更谨慎、更体贴。以此方式，我们每天都重新学习爱。

灵性之爱

然而何谓灵性之爱？它是否存在呢？若确实存在，我们如何去认识它呢？如灵性一般，这种爱不只是个人的，而是指向整体的。这不仅是与我们最亲近的爱，也是距离我们最遥远的爱。其实现源于创造性的移动，一切事物（包含个人的爱）都从那里接收能量，被个人之爱所排除的也会被带入其中。其成长超越小我且与整体的真实样貌以及背离光明的黑暗面和谐一致。但这种爱既不在我们的感觉中，也不在我们的灵魂中，而是在我们的灵性之中。

然而，灵性之爱对于个人的爱还是有所影响的。它能将个人之爱带出孤立的状态，令其开阔并将之放进另一种更伟大的服务中。这可能会在某种程度上减少其内心的亲密感，却带出一种特殊的伟大。

灵性之爱是具有创造性的，并以其创造力来实现成就，且仅在其所创造的事物中拥有圆满的成就。

内在成长

影响力

认知

应用哲学取得了某些成就。然而它成就了什么呢？其成就是因果关系所衍生的吗？还是它奠定了影响力的基础呢？就像认知一样，它可以是行动成功的前提，但不一定是原因。行动源自意图和决定，且在最直接的层面上，个人只有经由这些过程才能开始行动。但若无先前的相关认知，意图和决定则无法存在。

途径

洞见也非出于因果，我们无法从我们所种下的因获得洞见。但有些步骤可为洞见做准备，例如现象学进行的模式。然而，当洞见发生时，它似乎独立于现象学程序之外——但仍与其有关联。

显然，单凭"因果"无法解释洞见产生的过程，因此，与因果思维相关的科学程序也无助于阐明此过程。

视野

在我所描述的应用哲学中，什么是具有影响力的？是灵魂和灵性的转变。这是一个全新且与众不同的观点，是一种倏然将各种不同的行动考虑在内的洞见，这些行动以一种特别的方式为生命服务。这种更宽广的视野也可看穿某些行动——无论这些行动被如何热切地开展，它们注定从一开始就会失败。

因此，应用哲学的影响之一是，它甚至能让人在事情发生之前就绕过想要有所成就的徒劳尝试。若人们仍要尝试，它也可让人立即停止和放弃。即使这些尝试已经带来了苦果（就像人们企图挽救失败的婚姻一样），它也能让人在事后较容易了解到为何这个企图必定失败。

应用

我们会在应用这些洞见时成长，在很大程度上是因为我们在应用中获得了过去没有的全新领会，然后这些新的领会可以在未来被应用。此外，我们可能会看到以前不想知道或被我们拒绝的事情，然后开始承认它们并任其在我们身上发挥作用。而且应用这些洞见使我们能够放下那些曾经因无法被看透而束缚着我们并阻止我们果决行动的诸多因素，并让我们通过这些得到成长。

行动

接下来我要说的是一种会"抓住"我们的根本洞见——而且我们无法避免相应的行动。这本质上的洞见驱使我们采取行动并让我们的行动成为可能。从这个意义上来说，它可以立刻形成因果关系。

亲爱的妈妈

分离

你是一位普通的女性，就像数百万其他女性一样。你被拉到我父亲的身边。爱和直觉联结了你们两位，然后非如此不可地，爱就发生了：你们成为名副其实的夫妻。接着我的生命就开始了。

我在你的子宫里待了九个月，与你处在最深刻的共生关系中。然后你生下了我。你的身体在我出生后仍滋养着我，直到我可以自己逐步地断奶。但多年来我仍处于你充满爱意的守护之中。

一开始我非常依赖你，起初在各方面我们紧紧相系、不能分离。然后，分娩带来了巨大的痛楚，我们在身体上分开了。接着是断奶，在此过程中，分离的痛苦减少了些，但我们仍带着忧伤与渴望。然后我逐渐变得更加独立，直到离家并且不再依赖你。

但我的内在也独立了吗？我可以吗？我的灵魂不再与你合一了吗？

神圣

问题是：你还是过去的那个你吗？是我灵魂所渴望、想要与之成为一体，且仍对其有所期待的那个你吗？那围绕着你的光芒是你自己的吗？我是否以这些图像以及这种深深的渴望与期待，否定你以原本的样子而得到尊重呢？或许也有其他力量在你身上作用着，超越了你并通过你的形象来向我表达吧？所有其他的力量和伟大真的就是存于你内在的丰盛与强大吗？这样的爱和力量可以左右生死吗？它在你之内形成，通过你闪耀，将我拉得更近，却仍无法触及，既近且远，若即若离。

在你身上，神圣离我很近，仿佛触手可及。然而在朝圣的道路上，你站在我面前。当我可以走得更远时，我会和你一起，仿佛你曾是我的天堂和我的命运。

源头

那么我要如何找到自己的路，如何才能走得更远，更接近生命最初的源头呢？我将你放开，在你面前变得渺小而单纯，收回那些投射在你身上的期待和渴望，这些都超出了你生而为人能够允诺并赐予我的，而我仅仅将你当成是一个人，就只是这样。我将你视为凡人，有光明面也有阴暗面，有所局限也很伟大，若允许一个孩子能如此看待并说出来的话，你也有不怎么成功的地方，甚至有罪恶之处。

渴望

那么我该怎么办呢？怀着我的渴望回到你身边，回到家"进入"你，与你再次合一，就像最初我们在一起一样。啊！对你的这种渴望分散了我对另一种渴望的专注，渴望着与生命源头建立一种更伟大的，并且是全方位包容一切的和谐。

但是，当这渴望抵达目的地时，它就被净化了，不再处于情绪的世界。它具有灵性，念念分明地呼吸，如如不动，在其广阔之中不断地放下彼此却紧密结合。

太极

亲爱的母亲，那么有什么事会发生在你身上呢？若你不再因我越过你前行而阻挡我的去路，那么我也不会再挡住你的路，而且不会以我的渴望和期待来限制你。对我来说，你也自由了，能够对那终极的本源自由地敞开自己。

只是孩子

同意

当我看着父母，看着小时候的自己，并且同意自己在他们面前永远只是个孩子，我就知道自己很自然地联结上了生命与大地。我知道自己与当前的一切有了联结，如此，就安然地摆脱了傲慢，然后我能带着深深的同意，以及我所被赐予的生命与其所带来的一切和谐相处。

属于我们自己的

当然，为了成长并靠自己取得成就，我必须与父母分离。甚至我可能会感觉到某种超越父母的特殊召唤或任务，因此我必须走得更远。难道他们不也是与父母分开，过着自己的生活——然后成为我的父母、照顾我、教育并支持我，直到我也能够脱离他们而自立吗？在此我感到独立自主且自由。

和谐

但我真的是如此吗？我是否也未将自己与那使父母生下我且承载、定义并掌控着生命的创造性移动分开呢？我是不是可能失去了与脚下土地的接触而相信自己能决定并控制自己的生命呢？或许也包括其他人的生命呢？

意识到在父母面前我永远只是个孩子，我生命中的选择范围始终来自他们，只有通过他们，我才能与统理并创造生命的力量联结成一个整体，这使我极其完美地融入生命与其所有丰饶的和谐中。这并非让我变小，而是让我强大；并非让我幼稚，而是让我成熟；并非让我依赖，而是让我自由真诚地服务于生命。

责任

对这基本依附的洞见是种哲学的洞见，并非来自我们的感觉，也不是出自灵魂，这是一种灵性的洞见。与这洞见和谐一致的行动是通情达理的行动，是可以通过理性与灵性同行的应用哲学。

这洞见对我们的日常行为和关系很重要，特别是在我们想要且必须为他人负责的时候。能如上述感受般当个孩子时，我们就受到保护而不被优越的感受与观念影响。我们应当承认其他人也是他们父母的孩子，会以一种特殊的方式通过自己的父母与整体联结。

在此图像中，怎么会有人觉得有权以施恩的姿态来关心他人，好像别人的快乐和命运都取决于自己呢？关心只适用于我们平常互相帮助以掌握生命并获得满足时。我们能帮助他人，像是父母帮助孩子或老师帮助学生一样，提供支持使其独立，或传授知识、经验和技能。

保护

从这个角度来看，保护与拯救的意识形态和教义看起来有所不同。当我在父母面前真正当个孩子并且视他人为其父母的孩子时，我几乎没有傲慢的余地。

当我们仍是父母的孩子且面对着那经由父母来到我们这里的生命时，我们被保护着而避免了过度膨胀的想法。而且我们可以看看那些试图教导并感召我们的人，也将他们看成是他们父母的孩子。

还有什么比服务于爱以及彼此尊重更好的呢？什么样的内在态度更能够治愈、有所帮助并与灵性和谐一致呢？

利己

服务

唯有服务于我的，才能服务他人；唯有对我有帮助的洞见，才能帮助别人。因此，我带头走上洞见之路，率先应用自己所获得的洞见。若我自己没有率先应用此洞见，若我不先在自己身上试验其效力并发现这对我有所帮助，我怎能以一种有帮助的方式传达我的洞见呢？我如何能示范其所引发的行动并邀请他人参加呢？在此处，利己也是利人。

爱

爱也是如此。若爱是与他人以及周遭环境的和谐，那么首先应该在我身上展现和谐，与我的健康和谐，并与使我成长的服务和谐；且特别应该与我的父母及祖先们和谐，与我个人的命运、天赋、使命和局限都保持和谐。这应该体现在我愿意与他人分享生命并敞开接受他人的爱。于是我对他人的爱来自我内在的丰盛，我让他人参与其中，也参与其他人的爱。

因此，这种利己的行为也一直是与他人有关的。

另一种爱

但我们也是家庭和亲族以及其他更大团体的一部分，如果没有他们，我们就无法生存与兴旺。作为这些系统的成员，我们有时得要放弃表面上属于自己的东西，以便为他人和更大的整体服务。父母为子女放弃了许多自己的愿望。当父母需要时，子女也会这样做，例如，当他们需要被照顾时。

更大的社群和政府也要求其成员放弃他们的切身利益，以支持社群的需要，不论是通过缴税，还是为了他人去冒生命危险，如消防员、医生、紧急服务人员、警察以及士兵。

圆满

　　为他人服务给人一种价值感和深刻的满足。此人因其服务他人而受到尊重，故在此团体中占有一个特殊的位置。

　　真的事关紧要时，几乎每个人都愿为他人冒生命危险。在这样的时刻，某些超越我们个人的事物对我们而言变得比自己的生命更重要。我们的灵魂知道团体的利益优先于个人的利益。唯有在这种服侍中我们才真正找到自己并感觉圆满。

冲突

生存

一切生命，正如我们自己在生命中所必须经历的，都面临了许多障碍并在其中成长和发展。这意味着我们不仅与周围环境有了交流，而且还不断地与之发生冲突。这冲突发生在这样的层面，就是我们经常为了存活而必须摧毁其他的生命。我们无法避免这样的经验，在这种冲突中，其他的生命与我们争斗，想要对付我们并维护自己，消耗我们，或至少强行与我们划清界限。

整体

我们必须面对与我们对立和矛盾的事物，我们也会与之发生冲突，奋力保护自己。须承认这对立的能量同样是整体中重要的一部分；也须承认它是维持一切运转的创造力的意志，它让双方陷入了冲突。

无论我们在冲突中是赢家还是输家，是加害者还是受害者，只有看向整体，才能一视同仁地同意自己与他人。甚至我们在攻击他人或捍卫自己时，都可以从内在脱离自己的角色，以一种让我们能在冲突中凝聚专注的态度来行事，泰然自若地走向整体。换句话说，冲突不仅仅是与我们有关的，也是攻击及自我防护的整体本身。因此在冲突的核心中，我们仍与整体保持和谐一致，并且我们自己和他人都在其中。

生与死，胜利与失败，看起来似乎是不同的。然而在整体中，没有哪一方更好或更差，更大或更小。一切都服务于同一目标并在整体中具有同等的地位。因此，在冲突中攻击他人或保护自己而不与他人为敌是有可能的，最重要的是，在内心最深处的感受之中，不失去与整体的联结。于是我的中心从自我走向整体，并从那里得到自己的力量和界域。

团体间的冲突

　　冲突不仅存在于我和其他个体之间，且存在于我所属的团体与其他团体之间。作为团体中的一员，我被卷入了与另一个团体的冲突中，并且必须与之对立以捍卫自己，甚至得和他们作战。就像个体在冲突中保护自己一样，团体也是如此。其实，真正的冲突是团体间的冲突，人们通常以团体的名义互相攻击并通过与他人对立来捍卫自己。

恢复平衡

　　然而，大多数的冲突最终会以某种形式再度达到平衡。这发生在双方都达到了他们力量的极限时。这种平衡确保了双方承认彼此及往后互相支持的必要和可能性。

家族中未解决的冲突

在一个团体中，特别是在家族中，个人经常纠结于他所在系统过去未解的冲突中，而自己却没有意识到这一点。这意味着未解的冲突继续发生在此人灵魂中以寻求解决之道。但这是不可能被解决的，因冲突现已转移到某个家族成员身上，他既未意识到，也没有力量或权利来结束这场冲突并让当初涉及冲突的双方和解。

譬如，在某人的第二次婚姻中所生的一个孩子，可能会继续他父亲与其第一任妻子之间的冲突。那么这孩子将在不知不觉中有着与父亲第一任妻子相同的感受和行为。但解铃还须系铃人，冲突须回到最初开始的地方才能了结。

国家之间未解决的冲突

类似而更加严重的后果发生在某个被侮辱、被征服甚至差点儿被灭绝的国家的后代身上，现在他们想为过去的冲突抗争，并希望结束它，譬如大屠杀的受害者或原住民的后代。

无论我们在什么情况下将过去的冲突转移到现在，冲突都会继续而无法结束。这种冲突并不像真正的冲突那样服侍于生命与生存，从而为将来服务；它们不利于生命与生存，朝向过去而非未来，为了无法挽回的过去而牺牲了未来。

当初被征服的团体的成员们组成了一个群体，他们无法轻易放下对获得胜利的希望。这似乎对于个人才有可能实现。

放下

在实际的层面上这代表什么呢？对个人而言，这表示看到国家是在涵容一切的整体中兴起与衰亡的：以此观点，他们放下过去。将过去抛开，无论是否与之和解，加入现有的大群体，融入其中并摆脱过去期望的束缚以获得其性命并存活，这提供了新的可能性和未来。

这一步是一种成就，一种灵性的成就。这是从过去的狭隘过渡到广阔的未来。通过了解目前的可能性并同意那涌现新生命的整体而获得成就，不切实际的期望或许就此平息了。

和平

和平在此地，在地面上。在此有其可能性，在这里找寻。

我们的思想

和平始于何处？从我们的思想开始。从和平的思想开始。和平意味着过去分离的找到了再次相聚的路且和平共处。彼此和平共处意味着无条件地相互尊重。接受彼此的界限并只在双方同意的情况下才能越界，接着在适当的时候退回到自己这边。

界限

和平也意味着，对那曾被我们排拒在外而无处可去的，现在邀请他们回来，打开我们的界限并赋予其再次安身立命的权利。这也是从我们的思想中开始的。

在我们的思想中与和平对立的到底是什么呢？是批判。批判以论断的形式宣称某些人拥有较多的归属权，而其他人因此拥有较少的归属权或没有归属权。恐惧也与和平对立，害怕别人，主要是怕那些我们所亏欠的人，因为我们伤害了他们而感到内疚。这里的恐惧是害怕若给予其再次完整归属于我们的权利，他们可能会从我们这里拿走一些东西并以某种方式限制我们。

过去

因此，当我们的思想来到克服批判和恐惧的层面，和平就开始了。这不太会是我们个人的批判和恐惧，多是我们祖先的批判和恐惧。这也是我们祖先的愧疚以及其为自己辩护的尝试。他们通过我们批判，通过我们表达恐惧，在我们身上证明自己。也许在寻找自己内在和平的希望中，期待我们能为他们找到其无法触及的和平。

我们并非独自思考，也不只是代表自己。这是和平的开始，在我们身上、我们的家庭和亲属关系中，然后是在我们更广阔的归属网络中。

道德

　　只要我们在道德和良知的狭隘范围内移动，批判、恐惧、罪疚和辩解就都是无可避免的。因此，当我们想克服这些面向时，我们的思维必须超越这些限制，到另一个更高、更宽广的领域。从上方保持一段距离来看，批判、恐惧、罪疚和辩解都属于那些表面上彼此冲突的生命力量的强大的交互作用。但从整体及其结果来看，这迫使我们以及生命找到更具包容性的解答——让越来越多过去分裂的可以彼此和好。这就是和平。

冲突

　　和平并非一成不变的。它生机勃勃且敦促着我们，并且是在下一个不可避免的冲突之前凝聚力量。而我们现在能以一种不同的方式为冲突做好准备。从一开始就看出这冲突将导向何处，甚至在冲突发生的当下，这样心里就存有下一次和平的开端并知道什么将会带来和平。让冲突以最低限度的行动消耗自己，并以此方式来面对冲突，譬如通过提早退守或缄默，一方面，我们似乎赋予了对方完全自由行动的力量；但另一方面，我们其实是在消耗他们。

冲突并非由狂热和情绪所控制，而是由灵性。这意味着要关注冲突的背景，以及究竟是谁借由这冲突来服务。

以此方式，即使在冲突中，我们在灵性上也已抵达其所导向之地，并处于重新开始的和平中。

实现

途径

当某些事终于被实现时，事情就完成了，不再有任何匮乏。以此方式，我们不仅完成了一个任务，也获得了一个完整的生命。无法为其增添什么，就是圆满。

要完成某些事可能需要时间，有时需要很长一段时间。我们在这一段时间里劳心劳力，投注所有可用的资源和力气，竭尽所能。所有这一切的回报都在于所完成的任务和实现的目标。我们松了一口气而有如释重负的感觉。已到达目的地，我们就忘记了一路走来的辛苦。

有时候这些途径会让我们迷失很长一段时间，故需以洞见之道寻求本质性的洞见。此洞见被发现或收到时，我们就从肩上卸下了某些东西，也成就了某些事。

伟大

被实现的总是某些伟大、独特、持久的事物。这成就绝非出于我们自己的资源，而是通过操控着我们的力量，迫使我们走向一个前所未有的新方向，以一种果决的方式带领我们走得更远。

那么这是由谁来完成并实现的呢？由在此过程中通过我们来发挥作用的力量。当它完成此工作时，我们对这力量，也对我们自己，松了一口气，说："大功告成了！"

真理的移动

与灵性同行

整体

与灵性同行就是与整体同行。灵性包含一切。通过灵性则一切如其所是。万物都通过灵性而被净化。并非灵性带着我们去净化任何东西，我们只是承认这一切同样都是由灵性所带领着。

与灵性同行时，我们在表面上所建构的差异被弭平和克服了。任何事都无法反对、约束或阻碍灵性。灵性的风无所不在地吹拂在万物之中。

它同样也吹拂在我们所经验到的邪恶、暴力、罪疚和谋杀中吗？是的，那也是具有灵性的。我们能将灵性排除在任何事物之外吗？没有任何事物可以独立于它或与之对立而存在。

移动

那么对我们而言"与灵性同行"意味着什么呢？让灵性带领我们触及那些我们认为甚至是与灵性对立而加以拒绝的事物。现在我们同意与我们过去所拒绝的事物接触并与之和睦相处，且我们通过灵性超越所有的对立而合一。灵性就是将一切结合在一起的力量。

在灵性的场域内，我们变得宽阔。在灵性的场域内，我们变得平静且安详。在灵性的场域内，我们等待适当时机。在灵性的场域内，我们在恰当的时机采取行动而发挥影响力，但仅在灵性的带领下并因此允许和支持我们的行动。所以在灵性的场域里，我们也会在恰当的时机中止并退守。

与灵性同行最重要的方法是：在灵性中接收认知。灵性在这种理解中起带头作用，并为我们提供自发性的领悟。正是这种领悟让我们与灵性同行。

与灵性同行也意味着我们与灵性一起到它要我们去的地方。在灵性的引导下，我们像灵性一样而同意一切如是，并且因灵性之爱而爱所有的一切。

灵性之爱

这样的爱不带有情绪。这是灵性之爱。我们也爱对立的力量，因其被灵性的意志所引导，如同我们也被灵性所引导着。在灵性之爱中，我们被净化了，并且我们的灵性在服务和平与合一的大道上前行。

因为我们未越过灵性所允许的界限，所以灵性在我们的行动中运作着，其作用让我们如沐春风。随着灵性吹向其所想望之处，我们与灵性同行时须保持灵活，随时为与众不同和新奇的事物做好准备。在灵性中一切都在运作与流动着。

与灵性同行就是与创造性的移动同行。在领悟和行动中，这创造性永远是新的。

与灵性同行，我们感觉轻盈。让灵性承载着我们，仿佛风中一叶。

系统性的洞见之路

系统性的感知

如果我们认真地看到，我们在各方面都与家庭、周遭环境和人类整体息息相关，那么我们就必须告别这种想法：认为自己能独自获得一个本质性的洞见。我们之所以能感知及思考，在于父母和祖父母们也以某种方式通过我们一起感知与思考，而他们也想以此方式了解和实现对其有益的事并结束某些事。

因此本质上的洞见从这两方面来说都是系统性的。首先是其动力和支持性力量，其次是其目标和结果的导向。唯有与我们背后的一切和谐一致才能成功，与祖先们以及整个世界、与我们过去的一切，并且与比我们先进的一切和谐，才能奔向我们的祖先及其所属的更大系统所渴望的未来。故在此洞见之路上，我们在时间与空间的各个层面上，与一切事物及所有人都保持着联结。

无所求的系统性自由

　　这本质性的洞见加深了我们与系统的联系，且唯有与这些联系保持和谐并加以同意才可能实现。唯有通过这种同意，我们才能达到没有意图的状态，为本质性的洞见及其衍生的行动做好准备。没有意图是指没有我们个人的目的，这让我们不在乎自己是独立的个体。这使我们更开放并能跟随另一股意志进入服务之中。

灵性

一切都充满灵性，这只在一切都平等相连时才能被想象得到。我们只能将其视为一种过去并未消失，却持续进化并朝向未来发展的移动。我们感受到过去被带入灵性的移动中，促进了未来的发展。

灵性有时被认为是高于灵魂和身体的，并且只要摒弃被视为低于灵性的所有事物，它就能被个体所触及。依此模式，我们相信唯有通过灵性才能得以净化。但灵性只能被喻为一切事物背后的力量，移动并联结着这一切。因此，个人在灵性上与存在的一切和谐一致才能联结上万事万物。并且唯有与其他存在的一切事物保持联结时，个人才能与灵性和谐一致地行动。

灵性本身是系统性的。总是以系统化的方式来运作，既无法被移除，也不会与整体中的其他任何事物分开。当然，现有的一切只能以系统化的方式存在，我们也只能以系统化的方式去理解一切。这些是我们生存的根基。任何将我们从日常生活及我们的系统中隔离的，任何要我们去忽略日常所需，及依赖他人的必要性而令我们在困顿无助时受伤的，在本质上都失去了与灵性的联结。我们存在的基本的条件是：我们不仅仅作为个体而存在，也不能以那种方式被设想。没有任何个人是独立于其所处系统的。

我们的祖先

是什么阻碍了我们将系统性洞见当作存在的根本洞见呢？即我们试图与我们的祖先和仍影响着我们目前生活中的重要他人保持距离。或许我们认为自己更优越、更好、更聪明、更先进，或是我们根据他们的身份地位与所作所为对他们加以批判，并试图远离他们，想要摆脱他们。也许我们记得他们是为了要唾弃他们，就像我们对那些迫害了许多人的政治人物及其追随者所做的那样。

但当我们未与真相保持和谐时，我们如何能深入洞察真相呢？当我们觉得必须否认和驱逐自己内在的某些部分时，我们对本质性行动的力量从何而来呢？

从系统性的观点来看，我们的整个过去都是属于我们自己的，并希望通过我们继续运作，而这也是系统性的。

当系统不完整时，它便处于一种失序的状态，这意味着它回避并排除了某些成员，他们因此而未被认可，未与其他人和谐一致并和解。若此问题尚未被解决，则系统无法再次找到和平。而那些以系统性全面思考的人允许系统整体通过他们来运作，并且将他们带入一种移动中，让此系统内尚未和解的部分聚集在一起——首先在这些人自己身上，然后到他们周遭的场域中。

和解

系统性洞见知道什么是支持或阻碍和解发生的因素。系统性行动是符合此洞见的行动，并允许未和解的双方重回此系统，完全地归属于系统。

此法的步骤是什么？首先是认识到我们属于此系统，并接受我们在其中的位置。让我们自己专注并沉浸于此系统中，同意其中的每一个人，无论他们现在或过去是什么样子；同意他们的命运、他们的罪疚、他们的苦难，不管这些在过去和现在是什么样子。这样我们就没有批判，没有指责，没有后悔，没有歧视，没有意愿或期望去为任何人补偿任何事或重整其序位。如此我们就与系统中的每个人都平等了。我们仅仅作为此系统中的一员，并且突然被其他人同等地支持着，理解了此系统的成员作为个体以及一个整体的需要是什么。我们在此系统内移动而没有任何自己的意图，跟随其意志朝着确定的方向前进。在此移动中我们认识到系统想要或需要什么，以及我们在其中的位置和任务是什么。如此我们为自己和系统获得了洞见，这洞见便是本质性的洞见，是基本的系统性洞见。

和谐一致

与其说是我们在此系统中取得了自己的位置且在心中给系统里的所有成员留了位置，不如说是系统与其所属之人都接受并欢迎我们加入，最重要的是，那些我们所拒绝或选择遗忘的人，以及我们觉得应被谴责的人都在其中。其中还包括令我们感到难过的人，他们的命运使我们害怕，或让我们觉得有义务去帮他们恢复其应有的权利并获得一些满足。突然间，我们在他们面前变得沉默且渺小，我们在最深刻的感知中没有目的，也没有系统的目的。唯有如此，他们才会在我们之中发声并通过我们表达意见；唯有如此，他们才能像那些在各方面都比我们先进的人那样与我们分享其洞见。即使在这些洞见所引发的行动中，他们也提供了引导和支持的力量。

　　下一步是坚持这种态度，即使我们要面临各种道德要求、诱惑以及让我们支持或反对别人的要求，这些要求似乎只允许我们的心脏为一部分人跳动。

　　那些采取系统化洞见之道的人，其内心与世界的本来面目和谐一致。这就是爱，真爱，本质的爱。

另一种爱的秩序

灵性场域

　　我想先谈一下灵性场域。从其原始意义上来说，场域（field）是一个有明确边界的区域，我们可在其中"播种"并有所收获。在象征意义上，场域也是一个有明确定义的空间，有自己的边界且在其中有具体事件发生。例如我们所谈论的工作场域或能量场（如，电磁场）。

　　的确存在灵性场域吗？在此使用"灵性"是因为我们无法衡量其范围内的具体事件，然而这些范围的确存在，且事件发生在其内部。在此我所指的灵性并非那涵容一切的场域，也并非那让人感觉是在所有移动的背后运作、指导和命令的创造性原始力量。我在这里所谈论的是处于这涵容一切的场域之中的、能被感知和经验到的场域。

扩展的心智

　　鲁珀特·谢德瑞克所命名和描述的形态形成场即这类灵性场域。谢德瑞克称之为"扩展的心智"。这些场域的形成不仅存在于人类活动中，他最初是在动物行为里观察到了这种作用。我们在这样的场域中可以观察到特定的感知、沟通及关系。

语言的场域

　　语言也可以说是一种场域。精通多种语言的人能够与各种语言的场域建立联系。在此语言场域中，他们可以理解并运用这个语言。处于恍惚状态的人经常会说某种他们平时不懂的语言。他们进入了这种语言的场域并由其指导。

　　这甚至可能在某种程度上解释了所谓"前世回溯"中所发生的其他现象。或许也与"轮回"的现象有关。换句话说，与其说你接触到的是你自己的能量场，不如说是你体验到了另一个场域，却以为是自己的。

陌生的场域

另一些场域有时会吸引某些人进入其领域并占有这些无法抗拒的人。我们可从一些疗愈者身上观察到此现象，例如某些治疗师能徒手或以刀和剪刀等普通工具顺利地为人施术而不会给患者带来任何疼痛。在这疗愈过程中，他们出神而进入了另一个场域中。当他们回过神来时，已忘记发生在自己身上的事。这可能类似于萨满的灵魂旅程。

创造性场域

在伟大的诗歌或艺术中，诗人或艺术家们也进入了另一个场域，或是说他们被这场域占据了。他们从其中接收灵感，并在创作过程中，感觉到自己被来自外界的能量所引导和承载。当一个创作过程结束时，艺术家们也会以某种方式"醒来"，仿佛是从另一个场域返回此时此地一般。类似的过程也发生在获得一个深刻而决定性的洞见时。

创造性场域与前述场域的不同之处在于它含有创造性元素且容

许某些新事物发生。这场域是一种特殊知觉的灵性场域，它无所不知，或者至少我们无法辨识其限制。这创造性灵性因子也对其他灵性场域的扩展有所影响。

当我们阅读或查询某些书籍时，有时会进入某种高度的灵性场域，譬如在读《易经》时。当我们专注地查询时，它告诉我们现时的状况与适当的应对方式。它以创造性的方式让个人触及更大的场域——现在和未来的界线似乎在其中消失了。这也是我们在其他情况下可能会经验到的，例如，某人突然看到了另一个人的死亡日期和时间，甚至是他们自己的。

里尔克依据自己的经验描述了这个更大的场域：

我越来越觉得我们平常的意识仿佛栖息于金字塔顶端。我们内在（也可以说我们在下方）的基座如此充分地扩展，以至于当我们越能够向下深入，就越能感受到一种对于普世众生的包容性。我们所进入的维度，超越了被时空所限制的尘世生命，在最广阔的意义上揭示世界的存在。我从早年时期开始，就有这种想象（并且随着我越来越习惯它，我便以此生活）：在意识金字塔更深层的部分，单纯的存在可以成为包罗万象的参照基础，让一切同时存在且永恒不变的存在，在我们意识

"常态的"顶端只能作为一连串的事件被体验到。

疾病的场域

某些疾病也有其场域。它们可能同时出现在不同的位置。当疾病在某一处经由药物被治愈时，其他地方往往也不药而愈。例如，在肺结核中已观察到这样的情况。歇斯底里症曾经出现在某种场域内，而现今它几乎不存在了。

医药也属于疾病的场域。当我们找到了通向某种疾病场域的途径时，就能发现可以影响、改善或治愈疾病的药物。我们可以在巴哈花精、某些手印或咒语的应用中看到这一点，也能通过与疾病共振的感觉来测试某些顺势疗法的药物。

与家族系统排列有关的场域

到目前为止你们可能还跟得上我，然而现在我要进入未知的领域去探险了。我在此所说的可能会有所转变。我所谈论的是在家族系统排列中，特别是最新的发展阶段不断出现的经验。我还无法预见其广度。

外在的过程很容易描述。某人为其家族成员、父母、兄弟姐妹和自己选出代表，并依据彼此间的关系设定位置。突然间，代表们在对他们一无所知的情况下而与此家族中真正的成员们有了同样的感觉，甚至如家族成员般移动，仿佛被另一股力量掌控着并为其服务。比如有人感受到背部的某个点有剧烈的疼痛，我们发现原来那是他所代表的家庭成员曾被一颗子弹击中的地方，或有某个代表在排列中听不见别人说话，之后我们发现原来他所代表的家族成员是个听障人士。我听说在中国台湾有个案例，有一个代表台湾原住民的人突然开始用原住民语来说话。

即使只是单独排列案主，他本身可能也会以一种自己并不熟悉的方式去感知和移动。有时某些被压抑或被否认的事情也可能会浮现出来，例如某种罪恶感。而且代表经常会有一种被另一个人"附身"的感觉——别人的感受和冲动被代表承担了——另外这个人通过这种办法来到这里。我们有时会在自杀的案例中看此现象。

因此在家族系统排列中，代表们和案主都进入了另一个场域并随之感受与作为。只要他们还留在其中，就会被这场域引领并为其服务。对代表们来说，再次走出这个场域相对是容易的，而对于案主来说就比较困难了。案主虽已意识到自己身处家族场域，但没有抽身而退的能力。然而，当案主意识到这个场域时，实际上就已获得某种程度的行动自由。

代表们以及案主都在某个特定的场域内移动。然后他们突然以一种与先前的场域有所不同的方式来移动。现在他们在场域中的移动恢复了系统的秩序，甚至解决了问题。这些改变甚至影响了未在此家族和场域中出席的成员们，虽然他们对这场排列的发生一无所知。有此现象发生的案例不胜枚举。

更狭隘与更宽广的场域

在场域之间有层级秩序以及狭隘或宽广的范围。有些场域想要互相融合，通过融合得以扩展，比起较狭隘的场域，它们拥有更高的序位。

是否能转化到一个更宽广和更高层级场域的决定性特质在于是否抹掉了好与坏之间的区别，但这并不是我们有意识地想要的或认为正确和必要的。若代表们专注集中，他们会被一种无法抗拒的移动所影响，不由自主地开始重新联结并让迄今仍分裂的再度和解。谋杀者与其受害者便以此方式走到一起。

我曾在伦敦的一所监狱里有过这种经验。我为谋杀者和他的受害者设定了代表。整个过程像是自动发生的，代表在没有任何外部干预的情况下移动着。一开始我们看到了谋杀者的痛苦和绝望以及受害者的愤怒，随后他们看着对方的眼睛，互相拥抱，最终放开了彼此。

在此显然有个创造性的灵性场域正运作着，让我们得以摆脱桎梏，从狭隘场域的禁锢中解放出来。

死者

这里还有一点要注意的是，在这些场域中，死者像是还活着一般出现。他们也会通过代表来表达感受并移动，似乎仍有某些未尽事宜而需让某些事发生，让自己得以安息。在这些场域中，过去的事物依然存在。同时，一些过去未被治愈和未被解决的事可以在这里宣告结束。如此一来，在此场域中活着的人就可以活在当下，而不受此未和解事件的影响，也不必与自己分裂。

此经验可被当成完结并解除创伤所需的步骤。彼得·列文将创伤描述为未完成的移动，例如某人仍冻结于恐惧中。我们用此方法回溯到未完成的移动中并释放它，如此来疗愈创伤。我们会以一种允许此过程逐步发生的方式来进行，始终仅在当事人能承受且对其有帮助的范围内进行。

死者也可能被困在创伤中，尤其是那些突然死于暴力的人，至少那是我们在家族系统排列中所看到的。无论他们是死于意外、战场、被处决还是自杀，对他们而言都有事情未完成，例如告别或进行补偿。

无论是死者还是生者，都可以在家族系统排列中找回失落的部分。死亡和告别可以此方式来完成。当死者在排列中感到能放心离开时，他们的代表就会闭上眼睛。

在更大的层面上，整个群体陷入了某个创伤中，这过去的创伤仍需一个完结的移动得以释放。这一移动没有完成的时候，整个国

家都会处于某个创伤的场域中，让后代不得安宁。创伤在他们之中
重演，例如他们也许会经历一场战争。安妮·安瑟琳·舒岑伯格[1]曾
以塞尔维亚基督徒和阿尔巴尼亚穆斯林之间的冲突为例，清楚地阐
明了这一点。

反犹太主义

在盛行基督教的欧洲仍弥漫着的反犹太主义也体现了这一点。
它不断地从一个仍未治愈的创伤所形成的场域中汲取养分，因其尚
未完成朝向和解的移动。更精确地说，这里存在两个场域。首先，
是受害者及其后代的场域。在此场域中，犹太人几个世纪以来所承
受的苦难仍让他们隐隐作痛，所以他们仍拒绝加害者的场域。其
次，是加害者及其后代的场域。在这个场域中，对犹太人的伤害被
否认、低估或合理化，他们并未完全地接纳罪恶感。故加害者无法
以与其罪恶感相称的悲伤、羞愧及痛苦去接近受害者。同时受害者
也无法靠近加害者，因为加害者在某种程度上仍被"冻结"为加害

---

① 法国心理学家和心理治疗师，法国尼斯大学心理学荣誉教授，曾在法国甚至整个
欧洲开创心理剧的先河。——编者注

者。作为场域中的一个群体，受害者在某种程度上也被"冻结"为
受害者。

我们在这里看到一个集体创伤是无法由后代们自行解决的。他
们只会重复。我们在犹太人大屠杀中看到了这一点。首先，最初的
加害者和受害者必须相会。在小范围内，这可以通过家族系统排列
中的代表来实现。我稍后将会试着说明如何在更大范围内做到这
一点。

我想先多谈谈这些创伤的场域。在大规模创伤的场域的影响
下，整个国家都可能陷入致命的冲突。作为一个群体，他们会没完
没了地陷入重演旧创伤的疯狂之中而找不到真正的解决方案。

以犹太人大屠杀为例，在迫害者和受害者之间根深蒂固的冲突
场域中，迫害者与受害者有着久远的历史渊源，其中一方行为残
酷，另一方则陷入无助。只让某些个人承担责任是无济于事的，更
不用说指责犹太受害者未能有更多的抵抗。试图唤起加害者后代的
良心，提醒他们过去所发生的事以作为警惕，这一行为的作用甚至
更小。

反犹太主义至今仍持续存在的事实证明这没有多大作用，也许
不是那么公开地存在着，但这肯定是存在的。许多犹太人还是活在
这个场域的束缚里，从他们仍将自己视为受害者，并依此信念而行

动这一情况便可看出这点。他们无法独自从其中释放自己。

在场域中和解

对于个人和团体，是否有办法让自己从这些创伤的场域中解放出来？是否能终结过往的集体创伤？

在家族系统排列中，我在这方面进行了一些尝试并将此作为开始。人们可以看到某些加害者的代表在面对受害者时仍不为所动，像是参与南京大屠杀的日本士兵。加害者仍留在其场域中。和解唯有在受害者的场域中才可能发生。

举个例子，有位案主的祖父在南京大屠杀中被日本人枪杀了，他去世后，家人再也没有提起过他。在此排列中，他躺在地上哭着将手伸向孙女。她弯下腰来对他说："亲爱的祖父，我看见你了，我爱你。"然后他们充满爱意地互相拥抱。过了一会儿，他放开孙女，闭上了眼睛，为他和孙女完成了一个重要的移动。

在受害者的场域以及加害者场域中的个人，可达成与其祖先和解的联结。他们充满爱意地凝视每一位祖先，并让祖先们用爱看着他们来做到这一点。这带来了一系列移动：首先是祖先移动到他们的后代身边，然后后代也会朝向他们的祖先移动。

子孙们带着尊重和谦卑等待祖先的移动。如此他们就保持了这先来后到的顺序——祖先在上，其序位高于活着的人。然而这要求子孙后代们放弃好与坏、加害者与受害者之间的区别。达成和解的联结需尊重祖先原有的命运，无论他们的命运是受害者还是加害者，或两者都是。这意味着子孙后代们超越了这些分别而注视着其背后所有决定着这些命运的真正力量，并且认识到在这力量面前，曾在过往的事件中拥有什么样的命运都没有差别。

改变

但是受害者与加害者的后代们往往试图走到另一边。例如，对受害者而言，第一步是要在爱与尊重之中看着自己的祖先并感受到与之重新联结，但他们常常反而看着加害者而对其愤怒。他们这样做是认同了加害者而不是自己的祖先。他们变得像加害者一样具有侵略性并接收了加害者的能量。现在他们被双重隔离了——从受害者自己的场域以及加害者的场域。

我们在许多加害者的后代中观察到了同样的情形。他们认同了受害者，却没有真正看到受害者，并未带着爱和敬意来尊重受害者。取而代之的是，他们谴责加害者，就像许多受害者的后代们一般，他们以为这是一种能逃避自己场域的方式——在他们的侵略性中，他们变得像加害者，却否认自己与加害者的联结。他们也被这两个场域隔离了：从他们自身的那个加害者场域以及被害者的场域，因为他们甚至并未真正看到被害者。

认同

受害者和加害者的后代们还有另一种移动。许多受害者的后代想要通过痛苦甚至死亡变得像受害者一般。然而他们这样做并没有真正地看到受害者，没有带着爱与尊重看着受苦的祖先们，没有感受到祖先对他们的爱并带着这样的爱敞开自己。若他们朝向已逝祖先的移动能够被完成，正如我所描述的，他们将能够摆脱对于祖先们受创命运的认同。因为认同只发生在我们没有真正看到我们所认同的人、没有真正看进他们的眼睛并接受他们的目光、没有真正地尊重他们时。因此，在与受害者认同的状态下，其后代既未与祖先也未与加害者真正连结，两边再度双重地割裂。

同样地，在对加害者的盲目认同中，加害者的后代们可能会成为右翼激进分子。他们并未真正看到或认同加害者。相反地，他们承接了加害者的创伤且变得不知变通、固执，就像他们的祖先一样。他们也都与加害者及受害者双重地割裂着。

共同的命运

中断这循环盲目重演的第一步必须是在自己的场域内达成和解。唯有如此，加害者才能顺利地朝受害者移动，而受害者也能顺利地朝加害者移动。这意味着，属于受害者场域的后代成员们若与祖先们保持距离，就会与祖先隔绝，就像祖先与加害者隔绝一样。受害者场域内的和解必须率先发生，这样受害者及其后代才能准备好走下一步，那是走向加害者的一步。

在加害者及其后代的场域中发生了类似的过程。他们的许多后代指责其加害者祖先并希望远离他们。他们的后代站在受害者这边，表现得就像自己是属于受害者的场域而非加害者的场域。但站在这个位置无助于和解。其实，他们的指控实际上忽视了受害者的牺牲。他们害怕真正地看着受害者，并且胆怯得无法站在其身旁一起哀悼死者。他们之所以如此胆怯是因为他们在更深的层面中压抑了加害者痛苦的感受。无法感受到痛苦让他们也陷入罪恶感的泥潭，而无法打开心房以充满爱意的哀伤走向受害者。因此，在他们真正敞开去与受害者和解之前，加害者的后代们必须接受他们自己属于加害者且加害者也属于他们的事实。

当加害者的后代们将加害者看成是与自己一样的人，且将加害者当作跟自己一样的人类来爱时，这个过程就开始了。当他们在加害者及其命运前变小时，他们不感到优越，而是获得了一个可靠的位置。然后，加害者就可以从"冻结"的状态中走出来，开始面对自己曾做过的事。他们或因恐惧而能意识到自己的罪恶感，并且能够对过去所发生的事件以及受害者们表示哀悼。在某种意义上，他们现在变得有点儿像是受害者了。与加害者一起，他们的后代也可以开始哀悼。然后他们可以准备好走下一步，那是走向受害者的一步。

场域间的和解

在个别受害者以及个别加害者中，尚未完成移动的创伤仍持续着。这是受害者朝向加害者的移动，最重要的，也是加害者朝向受害者的移动。只要这移动未完成，双方都将继续受困其中。唯有当他们成功地走向彼此时，才能释放这创伤，让过去的真正过去。对其后代而言也是如此。

这必须由后代开始。从这里可以追溯到最初的加害者和受害者。受害者和加害者的后代们必须克服自身狭隘场域的局限。当双方都进入更广阔且更高维度的场域时，他们就能成功。在此场域中，如前所述，没有好与坏的区别，因此也没有加害者与受害者以及敌我的区别。在此场域中的所有人都是人类，并且在心灵深处彼此相同。

步骤

哪些步骤可以支持受害者和加害者走到一起？通常这涉及整个国家或社会，例如犹太人和德国人，或者天主教会以及几世纪以来受其迫害的人们。

第一步是受害者的后代们看着最初的受害者，直到真正看到他们，直到他们能走向彼此并一起哀悼为止。悲伤将他们联结在一起。这将受害者带回家族，与他们的后代和解，如此他们就可以再次感受到爱，因为受害者的后代往往更关注加害者而非受害者。在指控和对加害者的憎恨中，在对加害者的谴责与厌恶之中，他们不必真正地看着受害者。这帮助他们逃避痛苦，却使他们不承认自己深深地归属于受害者的场域，无法脱逃。他们在愤怒时，仍冻结于创伤的麻木状态中，就像受害者本人一样。唯有这共同的悲伤开始融化冻结的状态至某种程度时，他们才可能踏出下一步—朝向加害者的一步。

现在，最初的受害者及其后代们在爱中重聚，打开了融化这创伤冻结状态的可能性。借祖先名义的后代们可以注视着最初或往后的加害者了。后代们看着加害者的眼睛说："你和我，我们都是人类。"然后告诉他们每个人："我爱你。"如此让他们离开受害者的场域并与加害者的场域有了接触。这份爱软化了加害者。其冻结状态也会开始融化，他也能离开自己的场域，并与受害者的场域接触。他可以看着受害者并对他们说："你和我，我们都是人类。现在我看到你了，我也看到我对你所做的一切。"他能够与受害者一起哀悼过去所发生的事。这共同的悲伤让他们聚在一起，直到他们可以对彼此说："我爱你。"

加害者的后代们也有类似的情况。唯有当他们承认自己属于加害者的场域时，才能不带优越感地看着加害者，视其为与自己同类的人。他们可以在没有任何借口或理由的情况下检视其罪责以及对别人所做的事，注视着加害者及其罪责说："我尊重你与你的罪责，并且我爱你与你的罪责。"然后加害者会变得柔软并走向其后代。他可以将后代们拉向自己并带着爱拥抱他们。

唯有如此，他们才能带着痛苦和悲伤一起看向受害者。直到受害者也看着他们，朝他们走来，与他们一起看着痛苦的往事并共同哀悼。这悲伤使得双方从冻结的状态中解脱出来，直到他们带着爱看向彼此。唯有如此，过去的才会真正过去。

神性

受害者和加害者还可采取另一个步骤。他们看向超越彼此的地方，受害者看向超越加害者的地方，加害者看向超越受害者的地方。他们将目光投向远方，朝向那决定一切命运的力量，不论功过是非、不论好坏，朝向那连灵性场域也仰赖的力量，这力量能容纳对立的双方。他们将目光从近处移向远方辽阔之处，从善与恶以及加害者与受害者之间的区分，转移到那祝福双方且将两者合而为一的力量。

他们在那力量面前深深地鞠躬，所有的场域最终都被包含在内，为了一个共同目的归属在一起。所有的区别到此结束。创伤的冻结状态在此消融。他们一起朝着这个方向移动，在那里可以终结创伤的状态，并且双方有可能重新开始。

隐匿的上帝

有人可能会反问：这其中的自由意志和个人责任在哪里？那些怀有这种思想和反对意见的人也在某个场域内移动着，尽管范围相当狭隘。

不过我们也可将此问题放在另一个场域中。我们在此场域中彻底放弃意志、极度自由以及全然地臣服。最后，我想说一个故事。

有个男人在夜里梦到自己听见上帝对他说："起来吧，带着你的儿子，你唯一心爱的儿子，带他到我所指示的那座山上，在那里将他献祭给我！"第二天早上这男人起床后，看着儿子，他唯一心爱的儿子，看着妻子，这孩子的母亲，看着他的上帝。

他带着孩子上山，在山上设置了一个祭坛，拔出他的刀子，正要宰杀儿子。但随后他听到另一个声音，接着杀了一头羊替代自己的儿子。

儿子会如何看待父亲？

父亲会如何看待儿子？

妻子会如何看待丈夫？

丈夫会如何看待妻子？

他们会如何看待上帝？

而上帝（如果存在的话）会如何看待他们？

另一个男人在夜里梦到自己听见上帝对他说："起来吧，带着你的儿子，你唯一心爱的儿子，带他到我所指示的那座山上，在那里将他献祭给我！"第二天早上这个男人起床后，看着儿子，他唯一心爱的儿子，看着妻子，这孩子的母亲，看着他的上帝。

他当着上帝的面回答说："我不会那样做！"

儿子会如何看待父亲？

父亲会如何看待儿子？

妻子会如何看待丈夫？

丈夫会如何看待妻子？

他们会如何看待上帝？

而上帝（如果存在的话）会如何看待他们？

逝者

存在与非存在

逝者就在那里。他们还会去哪儿呢？曾存在过的真的就灭亡或消融了吗？若非正以不同的形式存在，它还会去哪儿？它会融入什么呢？那曾存在过的，除了进入存在本身，还能去哪儿？

我们可以换个方式来提问。除非通过那已存在的，事物能否产生并进入存在呢？

但这是在我们思维范畴内的思考。即使是空无一物，我们也只能将其设想为某物不存在，将其作为存在之外的事物，也因此与存在有所关联了。

海德格尔试图借由论述来摆脱这个难题，他说除了我们所经历的特定和有限性存在之外，还有一些别的。他称这另一种存在为存在的存有性，这意味着存有性是所有存在的共同根源，如同某种仍隐藏着的存在于乍隐乍现之间闪烁着。

到这里我们可以再问：存在的事物可从存在的存有性中退出吗？还是存在的存有性能释放存在本身呢？除了进入另一个存在之外，存有性还能将存在释放到何处？

最终，我们的思考无法掌握这个概念，死者可能已经逝去或消失了，死亡可能意味着存在的终点。当然，这不是对于终极实相的陈述。我们在此来到了思考的极限而无法超越。然而，即使我们无法合乎逻辑地思考，也会有某些假设，例如："死者已不复存在了。"这是未经思考的，也不足以令人信服。

与逝者共振

到目前为止，我仅借助理性并在其范围内思考过世者以及他们的去处。如此以避免陷入那些源于我们的希望或恐惧的念头所带来的危险。我在此设置了一个架构，在其中我们可以看到逝者的存在以及逝者所带给我们的经验。

关于逝者，我们可用另一种方式来思考。鲁珀特·谢德瑞克依自己的观察指出，灵魂（他在文章中称之为"心智"，他使用

"mind"这个词）被延伸至时空之中。只有当我们的感知延伸至一个将我们与环境联结起来的场域、远远超出了我们狭隘的界限时，我们才能触及他人和自己以外的任何事物。这个场域也延伸到过去，因此现在的一切与过去保持着共振，且持续地共振着。通过这个共振，过去存在于当下，并且对现在产生影响。这种影响既可以支持生命，也可能敌视生命；既能有所帮助也可能造成阻碍。

在这个意义上，我们与逝者共振，并且无论好坏都会以某种方式接触到死者。

这将是第二个架构，借此我们可以观察逝者曾带给我们的某些经验并对其有所了解。

随逝者而来的经验

我们会有什么样的经验呢？

1. 我们记得他们，尤其是那些与我们亲近且最近刚过世的人。我们会记得他们并与其保持着联结。

2. 我们思念他们。我们哀悼他们的陨灭，这哀悼反映了分离的痛苦，允许并支持这分离的过程。

3. 在某种意义上，我们也因其死亡而松了一口气，好像我们突然拥有了更多的空间。他们为我们或我们内在的某些事物开路。

4. 有时我们仍被死者困住。我们仍执着于那些令我们感到生气的人，认为他们对我们仍有亏欠。我们也无法摆脱那些我们对其有亏欠的人。在我们承认自己犯了错以及我们对其造成了严重伤害之前，我们都无法放开他们。所以看来他们也放不下我们。

解决之道

有什么能帮助彼此，而能以一种带给所有当事人和平又自在的方式让我们分开呢？我将在此给予一些提示，正如通过家族系统排列的经验及其进展所显示的。在其中，我们可看到鲁珀特·谢德瑞克以一种格外明确的态度所提及的场域作用。家族系统排列中的代表们能像死者还活着一般自在地代表死者，并且他们可以通过共振感觉到死者，就像他们可以感觉到生者一样。显然，代表们所产生的想法和感受不仅仅是他们自己的，因为代表们往往甚至不知道其所代表的是生者还是死者。

我们对死者感到愤怒，是因为我们对他们仍有所期待，我们可以对他们说："谢谢，谢谢您所做的一切！"当死者是我们的父母或伴侣时，这一点尤其重要。我们以表达感谢来接受。当我们表达对他们的感谢时，我们可以获得他们所给予的一切，甚至是那些对我们来说曾是困难和负担的东西，这些往往在以后会成为我们力量的来源。带着感激来接受，我们可以保留其所给予的并继续传递下去。然后死者可以平静地离开，接着我们可以转身朝向生命和未来。

若我们曾伤害过任何死者，我们就可以对他们说抱歉并将尽己所能地弥补对他们所造成的伤害，如此我们可从其中释放自己，例如：为他们的子女做一些好事。若无法弥补时，我们可以对他们说：我们接受自己行为的后果，即使这可能意味着我们自己必须死去。

但那些认为自己该死且如此作为的人（例如：借由生病求得一死），他们没有看到死者。想要赎罪，意味着只看自己而没有看到那些受害者。这意味着他们想要摆脱罪恶感，而不是去面对并承认它。我们可以以和解的态度来面对罪恶感，不是通过忏悔，而是通过行动。承担起罪恶感会产生一股力量来做一些美好的事以纪念受害者。这有助于逝者从更大的范围看待自己的苦难，在那里他们的痛苦和死亡有其位置并带来了疗愈。

更大的场域

尽管如此，我们也通过共振接触到了创伤经验。可能有许多方式可以伤害我们，并且我们往往因束手无策而任人摆布。我们也许会有办法找到一个能超越共振的地方，在那里我们可以不受其影响，甚至能帮助他人摆脱这些影响。

就像所有其他事物一样，共振有个开始，它起始于一个创造性的源头，并随着时间而发展。也许我们可与这股原始的力量共振，隐没于其中；借着这股力量，我们或许可以用一种新的共振创造一个新的场域。我们或许可以为一种新的共振做出贡献，以牵动至今仍影响着我们的场域。或许这种新的共振甚至可以扩大并净化我们过去所熟悉的场域，使其更接近起点并与源头重新联结。如此一来，那些被迷惑和阻碍的就能进入与源头的共振，与之和谐一致地产生共鸣。

我们如何与这股原始力量重新联结呢？即通过空无而找到联结，同意一切如是，包括我们现在所接触的心智场域。在同意别人的同时，我们也同意在他们身上起作用的原始力量，并以此方式与之合一。

欢庆死亡

我们很容易从口中说出"欢庆生命",但"欢庆死亡"则令我们噤声。不过,死亡确实是一个圆满生命所必经的。一旦我们可将其包含在生命的喜悦中,或许就能以更好的方式与之联结。也许这样我们可以过得轻松一些,少一点儿负担,面对考验和不幸时可以不要那么担心。也许我们只是将这些摆在一旁,因为在面对死亡时,这些考验和不幸都无足轻重了。

而静盼死亡是一种平和的喜悦,是归根且具有力量的,是步履轻盈的,似乎我们的重量可以被更轻易的承载。死亡滋养着大地,唯有通过死亡,大地才能持续运作并恢复活力。

静盼死亡,我们便离开了小我及其对我们的操纵。我们生命的核心与爱的核心移动到了另一个更强大的核心中。在此,生与死的界线变得模糊了;在此,只有与整体的联结对我们是重要的;在此,小我及其期待就消失了。

奇妙的是,我们的生命借此而获得深度。但这不是我们自己的深度,因为这个深度甚至已经移动到另一个更大的核心了。然后,我们生命的脉动与大地的旋律和谐一致地成为一个整体，与每一个移动背后所蕴含的创造性力量一起脉动，只是单纯的临在，与万物同在。而死亡也在。

希望的尽头

没有意图且对那自行显现的存在保持敞开，本自具足而无所求；不带有期望，无论如何，彻底地放下；在没有意图的情况下，甚至臣服于往后所发生的一切——其自身显现成为一个洞见、抚慰或某种引导，牵着我们的手为其服务并朝其所引导的方向前进。

那些对于"甚至最彻底全然地释放"不抱希望的人们已变得纯净。他们已沉入终极至深之处，只是纯粹地存在着，并且就是在这样的放下中达成的。"不带期望地存在"对个人的要求是什么呢？将会带他们到哪儿，然后把他们留在何处呢？我们可以从耶稣在十字架上最后的哭喊中感觉到："我的上帝，我的上帝啊！你为什么离开我？"《马太福音》第27章的记载表示，这不是祷告，因为有人解释过了（《诗篇》第11章）。……他接下去说："但耶稣再次大声呼喊后，离开了人世。"

耶稣曾比此时更伟大吗？他曾比此刻更具有人性吗？上帝曾比此时更伟大吗？耶稣过去所宣扬的上帝曾经更纯粹、更真实吗？是否出于比这里更深的臣服，出于更震撼我们直抵身心的核心呢？

我们的灵性在此达到了极度纯净的境界，转变成了当下甚至都不存在的"无"，进入了那永恒的遗忘中。

洞见在此也来到了尽头，洞见之路也到此为止了。这一切在此服务于什么目的，或将我们引领至何处呢?

这也是一种洞见，尽管不是那种我们可以理解的想法。但我们终究可以感觉这一切是如何停止并归于寂静。没有了想法，我们就只能在至深处被移动着。

希望的尽头也是爱的终点，因为爱存在于自身的流动中。最后，爱和希望与信念一起——漫入纯粹的空无之中。

关于空无的沉思

空无与存在

空无超越了存在，超越了我们的洞见，也超越了我们的爱或希望。然而，空无通过我们的思维行使着作用，像是存在的一部分。但正是空无的力量吸引着一切来到其自身之中，直到我们在静止与无限的寂静中实现圆满。

关于空无的沉思，有别于同时以生存和活动为导向的关于存在的沉思。它以某种方式在存在中期待空无，在空无中思考存在，甚至在存在的领域中运作着，仿佛已被空无触动。因此，那些被认为是已知的东西，失去了很多其自身的力量及真实性，也完全是初级的，只能在短时间内束缚我们，我们已经能够看到其尽头。我们在洞见的每个当下都舍弃了我们所知道的东西。尽管如此，这种洞见可以产生强而有力的行动，但我们不会被卷入其中，因为即使面对空无，存在仍保有其重要性。

空无绝不与存在对立，而只是其终点和目的地。但面对空无时，我们可以更轻松且自由地行动，稍稍脱离急迫感，并且就在当下从容地为空无做好准备。

爱

在面对空无时，爱会怎么样呢？爱一直都在，并且爱人者也一直都在那儿。他们只会更超然、更宽容、更敞开、更纯净、更凝聚，一同回到当下，且已为下一步做好了准备。被空无所包围并以其为导向，爱依然存在，直到终点。然后爱可能也会停留而被拉向空无，即使是当下，爱也会变得永恒。

智慧

智慧以行动为导向。它是关于存在的实用性洞见，是经得起行动考验的洞见。因此，智慧完全以存在为导向，与存在连接。它包

含了个人存在的终结，但并不包括空无。智慧在面对空无时，寂静
无声地走到了终点。

纯净的思想和行动

面对空无，沉思最终意味着它还没开始就结束了。沉思只有在
面对空无时才能达到纯净的状态。对于行动来说也是如此：唯有面
对空无，才能得其纯净，最后来到终点。

那爱呢？爱与那些爱人者们一起找寻其终极目的。

存在之时

爱

现在与非现在之间的时间就是我们的存在。这是我们的时间，因为空无没有时间。所以，唯有当下我们拥有时间：我们必须在被给定的时间内思考、行动和爱。当我们涵容了存于我们内在与外在的一切，我们的时间就能被填满而达到圆满与丰盛，且将这一切越来越多地带进我们的生命。通过爱，这一切成为可能。

这里所指的爱是什么意思呢？即我承认他人也有同等的权利以其本来样貌存在在这里。借助这样的尊重，我得以增进与他们在生活上的交流。我们互相给予对方所缺失的东西，然后我们就会变得更加富有。在此情况下，我们彼此给予而不带走对方的任何东西，这是一种建立在相互认可和尊重上的付出。我们在这样的施与受中，没有人会侵犯到对方。接纳他人如其所是的样子，这就是爱。

而我们的确通过这样的交流而改变，通过爱而成长且不断地加深彼此之间的联结。如此便不会贬损他人，也不会剥夺他人如其所是的权利。

为生存而奋斗

当然，这只是故事的一个方面。另一方面，我们必须与他人斗争，为我们生存的空间而斗争；我们必须维护自己而对抗他人，有时甚至为了生存而杀戮。当别人威胁我们的生命、想占据我们的居所过我们的生活、为自己争取更好的生活而想杀死我们或减少我们生存的机会时，我们就得捍卫自己。

存在的一部分是为生存而奋斗，最极端的形式是某些人为了生存而以牺牲他人的性命作为代价。我们的生命不仅有开始、发展和成长，也有枯萎、凋落、败坏与死亡。

非存在

我们对于什么是不存在已有所了解，但非最终意义上的了解，因为死亡意味着我们的生命已经结束，但不是存在的结束。即使是生命，我们也不知道其死后是否仍以某种方式、以何种程度和形式继续存在着。生命留存在我们的后代中，甚至在我们死后，我们仍能通过我们的死亡滋养其他的生命，不仅在身体上，而且在精神上对他人产生影响。我们体验到逝者仍在许多方面与我们保持联系，而且也许他们还想从我们这儿或我们想从他们那儿要一些东西。

另一种爱

此外，这里所指的爱还意味着什么呢？意味着我们也同意自己存在的状态——它有两个层面：一是只要我们有能力，就得对抗他人以维持自己的生存；二是屈服于生存的另一面，也就是我们自己的损失和灭亡。

唯有当我们的目光超越了我们自己以及他人的生存，并且当我们两者均同意时，这种爱才有可能产生：月亮的盈亏，生与死，我们自己的繁荣与枯萎、存活与死亡，跟其他人一样的兴衰更迭。然后，无论我们和他人有什么事发生，我们都怀有这样的爱。

这可能吗？若我们的目光甚至超越了作为一个整体的存在，而仅仅朝向非存在。那么存在之时真的只是短暂的过渡，这并未束缚我们，而是一种圆满实现。

这与爱有什么关联呢？爱也不束缚我们，而是被圆满实现，充满了生命。

纯粹之心

如何让我们的心变得纯粹呢？我们从心中释放别人，放下我们遇到的每个人，尤其是与我们亲近的人。我们放手让每个人回到另一些人那边：他们的父母、他们的伴侣、他们的孩子以及他们的命运。

这样会有什么影响呢？人们在我们这里得到了自由，不再受制于我们的需要和期待、我们的担心与想法、我们的评判和命运。

我们也从别人那里得到自由，不再受制于他们的希望和期待、他们的忧虑、他们的想法、他们的评判与命运。我们也从他们的罪恶中解脱，从他们对我们的所作所为中解脱。

他们因此也摆脱了我们的罪恶感以及我们曾对他们做过的事。我们从彼此的要求中解脱出来——他们从我们的要求中解脱出来，我们也从他们的要求中解脱出来。

那么我们是否变得冷漠无情呢？我们放弃爱了吗？正好相反，纯粹之心有着纯然的感觉。纯粹之心纯然地爱着。

从这个意义上来讲，纯粹意味着与最终的源头、他们的和我们的源头和谐一致。像源头的爱一样纯净（如果我们在这方面还真的可以谈爱的话）。这种爱希望每个人保有其本来样貌，带着爱让生命开始，带着爱让其结束。

这是纯粹之爱和纯然的喜悦。若有似无地将我们联结在一起，也若有似无地将我们分开。就是在那里。

而且纯粹之心明白并同意对他人的依附，也了解并同意他人的依附。在这种情况下，心也是纯粹的。

尾声

　　我的沉思止步于此。有人可能会觉得这些想法走得太远，尤其是我竟然敢于思考"非存在"这个概念。即使是应用哲学，也是允许另一种行动的：仁慈的行动、安然的行动、理性的行动，最重要的是，不煽情的行动。那些导致冲突的狂热行动摧毁了生命，而非服务生命。而这样的行动甚至可以削弱对战争的狂热。

　　这些想法可以被证实吗？这意味着必须借由其他评估来证明这是正确的。在此必须通过对其效力的测试。由于这是支持行动的思想，因此必须通过以下测试，即这些想法对生活有帮助吗？

　　不言而喻地，就像其他一切有活力的生命体一样，这些想法尚未完结且仍在持续流动中。这些想法也像其他所有的想法一样无法全然地掌握真实，因为它在本质上避开了结论性的概念。谁能声称自己已经能以逻辑来掌握爱，或了解出生的奇迹，或通晓本质性洞见的步骤呢？更不用说理解存在和非存在的意义了。

　　因此，无论我们在何处与之相遇，真理仍不断地向前迈进！